改訂新版

あなたのうつ絶対克服できます!

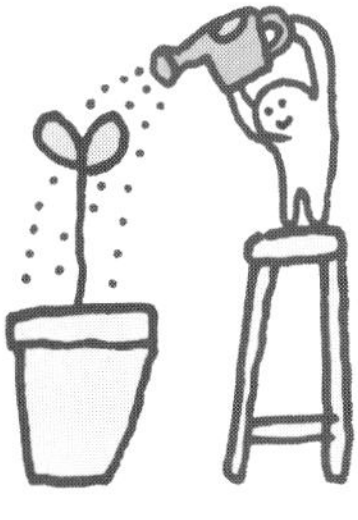

突然うつになった看護師、
私の体験をお話しします

うつ克服専門カウンセラー
看護師
後生川 礼子 著
Gosyougawa Reiko

あなたを作ったのも、あなただ。あなたを変えうるのも、あなただ。

ジョセフ・マーフィー博士

うつになった過去を明かすよりも、何事もなかったことにして、これからの人生を生きたらいいのに…、そう囁《つぶや》く、もう一人の私がいます。

うつになって、自殺寸前まで…。そんなことを書いた本を出すなんて、もしかして躁《そう》状態？

周りから偏見の目で見られるかもしれないし、今後、再発するかも…。


でも私は決断したのです。

大切な家族を悲しませないように、可愛い子どもたちの笑顔を奪わないように、そして何よりも、あなたの一度きりの大切な命をうつという魔物に、衝動的に奪われてしまわないように…。

私の「うつ体験」が、少しでもヒントとなり、救われる人がいるかもしれない。

そんな強い想いが書かせたのです。


「うつは　絶対克服できます！」

◇改訂新版発行にあたり◇

2015（平成27）年暮れ。

「現役看護師がある日突然うつになった」という言葉を前著の表紙に記しました。

そして、

「私の体験を記した本書が、あなたの生きるヒントとなりますように。もっと幸せになれますように」という言葉をつづけました。

そして2018（平成30）年。

私は、その言葉の重みと決意を胸に、「うつ専門カウンセラー」として、「うつを体験した看護師」として、活動したこの3年の間に、予想をはるかに超えたことを体験し、多くの事を学ぶ事となりました。

「看護師だったから、後生川という人間だったから出来たんじゃないか」

実は最初の出版（前著）直後は少し不安もありました。私が体験した事を、他のうつ病の方に提供しても同じ結果がでるのかと。

幸いに勤務先のご理解も頂き看護師の傍ら闘病時に誓った起業を実現、結果的には出版後、全国からお問い合わせいただく事になり半年後には本業だった看護師退職しました。

海外に在住する日本人の方からもご連絡が来るようになり、この3年間で数多くの方へカウンセリング、さらには、匿名の方との「命の電話相談」を受けてまいりました。

精神科看護含めた20年間の臨床経験も含めると、膨大な数字になります。

実はうつを克服卒業された方々の半数は、距離の関係上「声のみのやり取り」で、お顔を知らないままの方なのです。「お互いの顔は見えなくても、その想いに距離など一切関係ないのだ」と改めて言葉のチカラを感じた日々でした。

実際に減薬や断薬を実現し、最終的には「うつになって本当に良かった」という言葉を残して私のカウンセリングを卒業していかれる方々を多数見送らせていただきました。私が抱いていた当初の不安は消え去りました。

うつに対する視点や方向性は間違いない、とのゆるぎない確信へ変わっております。

人間の自己回復能力を最大限支援するナイチンゲール看護理論、そして臨床経験豊富な看護師目線、うつ経験者目線、まず生活習慣から看るスタイル。

これらは「カウンセリング」と言えるのか？　という同業者もいらっしゃるかもしれません。しかし、これが言わば後生川メソッドとして確立し今に至っています。

実は、私の元を訪れる方は、ちょっとやそっとのメンタル不調で来られる方ではなく、私も体験したような命の選択といった差し迫った状況の方が多いのが特徴です。それゆえ再発などしたくないと思っている方が全てです。

ご存知かもしれませんが、「うつ病」という難敵と闘うためには優しさだけでは絶対にだめなのです。その真意は改めて述べますが、人生には頑張りどころというのが必ず存在します。だからこそ、そんなクライアントの人生の伴走者として、一緒に乗り越える戦友の様なスタンスで、腹を割って皆様と関わっています。

「あー、やっぱり生きていて良かったな」って思って頂けたらそれでいい。私の愛で誰かの命を救えるとか、そんな不遜な態度ではなく、ただそうしたいだけなのです。

あの日一度は消えかけた命、だから今度こそは自分がやりたい事をやるといった、いわば私の「余生」のような感覚で活動しております。

そしてもう一つの事実があります。当時の私は「ある存在」を探していました。

この日本の精神科医療現場のどこかに、私と同じ想いで頑張っている医師がいるはずだ、その医師に直接学びたい！　…そう思い続けていました。

図書館や書店で片っ端からうつ関連書を読みあさっていた日々を思い出します。さらには地元の同業者に聞いてみましたが見つける事が出来なかったのでした。

途方に暮れていた時、関東のとあるクライアント様が「後生川さんと同じ事を言っている精神科医がいましたよ」とプレゼントしてくださった本があります。

これは後に私の個人指導医を引き受けて下さる事となった獨協医科大学埼玉医療センターこころの診療科教授　井原裕先生との奇跡的な出会いでした。

井原教授の『うつの常識、じつは非常識』という1冊の本。それを読んだ時、私は思わず鳥肌が立ちました。

「これだ‼」

井原先生の数多くの著書を夢中で読破し、心に留まった個所にはマーキングをしていました。そのうち徐々に「先生ご本人とお話したい」との思いが募り、思い切って勤務先へ直接お電話したのは平成28年暮れの事でした。

著名な医師へ突然お電話し、無理なお願いをしたところで、驚かれたとしても、「命」までは取られることはないはずだ！　と思い至ったのは、紛れもなくうつ病経験のおかげです。

思いがけずその後には、井原先生の個人指導を受ける事が実現し、現在は月に一度熊本から埼玉へ通いながら先生から直接「スーパービジョン」を受けております。

今後私が、メンタルヘルスの専門家としてより自己成長するため、より良い支援が提供出来るようになるため、様々な事を勉強させていただいています。

本書を初めて手に取っていただいた方には、何故私がこのような事を書いているのかをご存知ない方もおられるかもしれません。実は、本書では、前著をお読みいただいた多くの読者の方から、「闘病時の様子」や「うつ克服」するまでの日々の事を、もっと詳細に教えてほしいとのご要望にお応えする事にしました。

「私の体験が、あなたの生きるヒントになりますように」との思いが通じていただけたらと、「その時」を書き綴りました。

具体的には、前著「5章・地獄の日々を抜ける」、前著「終章・これからの私、そして私の使命」の箇所を大幅に加筆いたしました。

正直なところ書き綴りながら、当時の辛く苦しい時期や子どもたちとのやり取りなどを思い出し涙で何度も手が止まってしまいました。なかなか執筆が進みませんでした。

それでもわたしが書きたかったのは、残念ながら日本社会が今日も腫物を扱うように「うつ」を語っているからです。これからもきっとそうでしょう。

これからお話する事や、元当事者の私の背中が少しでも、第二の人生への一歩のお手伝いが出来たらいいなと思っています。

本当に書ききれない程に試行錯誤の3年間でした。私一人の力など微力なのです。だからこそ、私が身に着けた多くの学びを自分一人にとどめておく事をしてしまっては、余生を生きる意味を成しえないと考えています。

近い将来には、後生川メソッドによる「うつ専門カウンセラー」を育成していきたい、この事もまた、私の叶えたい夢の一つになりつつあります。

「私の想い」が、タイムラグがあっても必要な時期に必要とされる方々へ届きます様に‥。いつの日か、笑顔のあなたとお逢いできる日を楽しみにしております。

2018（平成30）年11月

後生川《ごしょうがわ》 礼子

はじめに

私には、ぜったい「うつ」になるような性格じゃない、という根拠のない自信がありました。

だって性格は明るいし、健康で元気いっぱいだし、子どもだって無事に3人も産んだし。毎日、子育てから仕事まで全力投球し、忙しいながらも夫と家族に恵まれ楽しく暮らしている。そんな自分がとても誇らしかった。

看護師としての精神科領域の経験もあるしうつ病の知識もある。うつにならないために、そしてどんな症状で、どんな治療をし、どんな対応をしたらいいか、そんなことくらい十分知っている。

だから私には、うつ病なんか無縁よ、そう自信満々でした。

でも、そんな私を戒めるように、ある日突然、思いもしない出来事が私を襲ったのです。

神様は私に、「人生の一旦停止」を命じたのです。

「礼子、いい加減に気が付きなさい！」

しかもその戒めは強烈でした。私の人生において今まで経験した事のない、地獄のような、日々と時間が待ちうけていたのです。

うつになると、なぜ人は死にたがるのか？　死にたいんじゃ無い、生きるのがつらいんだ。生まれてから今まで経験したことのない異常な辛さを味わう。だから人は…自殺する。

うつになる原因は考えれば考えるほど出てきます。あれがいけなかった？　あんなものを食べてたから？　なんで？　何か悪い事したの？

原因探しは止まりません。でも、なってしまったこの逃れられない地獄の現実。

当時の私は、自殺を毎日考えるまでに思いつめていた事は事実です。気がつくと、あと5歩足が進むと、もう命は…確実に消える場所に立っていました。

その追いつめられた同じ時間、世間は楽しいお正月でした。真冬の暗闇の中、その場所で、体も足も震えもしていません。覚悟が決まっていたから。

私は、決心しました。

「変わるのか。今、ここで死ぬのか…」

はっきり言って、当時の私にとってその選択は、どちらであっても大差はありませんでした。そして、死んだような私の目に、ほんの一瞬の奇跡的な光景が…。

「もしかしたら…」

その瞬間、一瞬だけ、ほんの一瞬だけ冷静になりました。そして足を止め「生きる事」を選びました。そして「今」を生きています。

人は誰もが、明日も1年後も、10年後も、同じように今と変わらず生きている、と錯覚しています。そして私もその一人でした。夢や楽しみをなくして人は生きてはいけません。だから夜眠るときも、明日も明後日も当たり前のように訪れる、と思っています。ところが、人生とは時に思いもよらない事が起きてしまうのです。

「命」という字は、「一度は叩かれる」と書きます。それは人が「感謝」の気持ちを忘れた時であり、神様があなたを困らせようと罰を与えたのではありません。その時、大切な何かを自分に気づかせるため、その時の自分に何が必要であるかを示してくれるのです。

自分の身の周りに起きる事、出会う人たち、出会う言葉、これらは決して偶然ではなく「必要」で「必然」なのです。

あの一瞬の光景は、私に「生きろ！」と強く教え導いてくれました。そして乗り越えられない事は、絶対にない、という事も…。

看護師としてうつ病の患者さんに日々接し、そこで行ってきた医療看護行為の数々。それに対して、本当に自分自身がうつ病を体験した事で見えてきた事実があります。

うつになった私が何を思い、どう行動し、約1年の地獄の日々から立ち直ることが出来たのか。

私が体験した事実は、うつと闘っている人たちにとって特別な事じゃないけれど、もしかしたらうつに悩む人と、その人を支える人たちへ、何かのヒントになるのではないか、との思いで本書を著しました。

実際に世の中には、専門家による「うつの解説書」は本当に多く見かけます。

きっとうつ病と診断されたほとんどの人、周囲の人たちは、インターネットや本でうつの解説書を読み、何かいい方法がないか模索し続けます。私もその一人でした。

看護師であった私が、より良い「情報」を探し回ったその状況下で正直に感じた事、それは、「…で、結局、どうしたら治るの？〝頭のいい人〟が書いた本にある言葉ではなく、実際に地獄から這い上がった体験者の言葉を、私は聞きたいんだ」という切実な想いでした。

神様からあたえられた「人生の一旦停止」から、私の第二の人生は、ゼロ…いや、どん底というよりもマイナスからのスタートでした。でも「うつ」は大切な事をたくさん私に教えてくれました。

本当にやりたかった事も、忙しさにかまけて忘れかけていた夢も、この世に生を受けて神様に生かされている意味も、そして人間は「感謝」の気持ちを絶対に忘れてはいけない、という事もすべてです。

いま、家族や友人と心から笑いあい、多くの出会いに感謝しながら、新しい希望へ向かって私は生きています。

「うつは　絶対に　克服できます！」

私の体験を記した本書が、あなたの生きるヒントとなりますように。あなたがもっと幸せになれますように。私に、お手伝いをさせてください。

後生川　礼子

平成二十七年十月

《改訂新版》あなたのうつ　絶対克服できます！◇目次

3章　とにかく生きろ、希望をすてるな!

4章　出会い

5章　地獄の日々を抜ける！

終章　もう診察は今日が最後です

※注意
本書の記載は、特定のひとの、特定の場合について述べたものであり、すべての人にあてはまるわけではありません。

したがって本書の著者および出版社は、本書の情報を誤用したことがきっかけで何らかの健康被害が生じたとしても、その責任を負うものではありません。

薬剤を用いた治療を変更・中止しようとするときには、必ず医師の指導を受けて下さい。（著者）

1章

ナイチンゲールになりたい！

◇看護師になる！　絶対なる！◇

私は、熊本県宇城市、人口（平成27年現在）６万人ほどの豊かな田園、そして美しい自然豊かな環境で、３人兄妹の長女として生まれ育ちました。父親は建築業、母親もその手伝いで朝早くから遅くまで仕事をし、私と兄と妹を育ててくれました。

そんな幼少時代、当たり前のように周囲の大人に言われていた言葉があります。それは、

「礼子は　何でも一人で出来て偉いよね…」
「何にも言わなくても　一人で　出来るもんね」
「しっかりしてるね」

そう話す笑顔の大人たちの顔を覗き込むことが嬉しくって、時には自分に、

「私って　一人でも出来るんだー」

と言いきかせ、自分に対して強い自信が生まれたのです。「私、これをやる！」と決めたら

全力投球する活発な子どもでした。空手に吹奏楽に、そして何より楽しかったのは、近所の男の子たちとのサッカーや缶けり。女の子らしい遊びは、やった事がないくらいでした。

もう毎日毎日が楽しかったあの頃。それとは真逆に、甘え上手だった兄と妹は、いつもいつも大人たちに構ってもらえていました。そんな兄妹に、「いいな…」と心の何処かで感じていましたが、私は、正直な気持ちを誰かに伝えたり、そして周囲の大人に甘える事が苦手な性格だったのです。

今、思い返してみると、それは時に、

「何にも　言わない方が　偉い偉いって言ってもらえるんだ」

「一人で頑張っていれば　怒られないんだ」

「全部自分でやれば、大人は喜んでくれるんだ」

そんな気持ちが、子どもだった私の心の中に、ふと宿っては消えていったのです。思春期を迎える頃には、いつも大人びて見られ、いつも甘えたい心と甘える事が分からない心との葛藤がありました。

「早く大人になりたい…」

と感じながら　過ごす日々だったのです。

高校3年生になると、夢だった仕事の就職試験を受けました。結果は見事に不合格。私はおおきな挫折感を感じ、学生カバンを持つ手にも力が入らず、通学電車の中でつり革に掴まったまま泣きながら帰ったのを思い出します。

「私、卒業したら　どうなる？」

18歳で、たった一度の就職試験に失敗。それは、単なる一時的な後退に過ぎないのに、まさにそれまでが順調すぎたためか衝撃でした。何をやったらいいのか、自分は何がしたいのか全く分からなくなっていました。そんな時、ふと目に止まり何故だか心にヒットしたのが、高齢者施設での「介護ヘルパー募集」の文字だったのです。

「進学するにも、行きたい学校はないし、お金で両親に迷惑もかけられないし」

「施設って、介護って、どんな仕事だろう」

こんな想いをいだきながら、これも何かの縁かもしれない。やってみよう。その時の私は、何一つ資格もない状態でしたが、働かせてもらえる事になりました。

意外な事でしたが、人のお世話をする仕事が向いていたのでしょうか。毎日の仕事は排泄介助や入浴介助、そして食事介助と多忙ながらも、先輩に教わりながらの新しい仕事は楽しく、すぐに慣れていきました。

高齢者の方と接する機会がなく過ごしてきた私は、入所されている方から昔の日本の事や戦争時代の事など、いろいろな話を聞かせていただきとても人生勉強になりました。

そうした熊本での社会人生活が1年半を過ぎた暑い夏、8月のある日の事。いつものように15時になると入所者さんのおやつ時間が始まりました。私は見守り担当。ホールには、いつも通りゆったりとした穏やかな時間が流れて…いたはずでした。

何気なく目を正面に向けた時の事。ついさっきまで美味しそうにお饅頭を食べていた車椅子に座る女性の顔を見ると、もう顔面蒼白で呼吸も止まりそうです。誤嚥です！

急いで看護師さんに報告すると、ものすごい勢いで駆け寄ってこられ救急蘇生がはじまりました。蘇生。蘇生。蘇生…。

私は、「うわ　どうしよう…！」とぼうぜん自失です。

「あなたは何もしなくていいから！」

「邪魔！　何も出来ないでしょ！」

何も出来ず焦るばかりの私に対して、走り回る看護師さんたちから投げかけられたその言葉は強烈な勢いでグサリ、グサリと私のこころに深く突き刺さりました。そしてますます私の体を固まらせ、ますます動けなくさせたのです。

「どうしよう。自分に何が出来る？　何もわからない。何も出来ない。どうしよう、どうしよう。死なないで！」

「自分がちゃんと見ていれば」

「何か自分に出来る事が一つでもあれば」

何とも言えない不安と申し訳なさ。悔しくて、悲しくて、どうにもならないやるせない感情に襲われながら、とにかく看護師さんの邪魔にならないように、邪魔にならないようにと隅の方に立っていました。他の入所者さんがまた誤嚥を起こさないように見守るのが、その時の自分に出来る精一杯の仕事だったのです。

そうして、あっという間に救急隊が到着し、その方は関連病院に救急搬送されていかれたのでした。

高校の普通科を卒業し、何にも勉強せず何の資格もなく入ってきたこの医療、福祉の世界。ただ楽しいだけで「仕事」というものをしてきた19歳の自分。お給料は高校時代には手にした事もなかった大金。

その10万ちょっとのお給料は、すべて遊ぶお金になり消えました。欲しい洋服やバック、アイスやお菓子を買ったりして…。

「私このままで本当にいいの？」

このことに気づかされました。

数時間後、あの入所者さんが搬送先の病院から戻ってこられました。

「どうしたね？　あんた。そんな悲しか顔ばしてぇ…」と心配顔。

認知症のあるその方は、誤嚥で意識を失ったという出来事を全く覚えていませんでした。車椅子に座るその方と、目を合わせ手を握りしめながら、こぼれそうになる涙を、私は必死でこらえました。

点滴の跡が残る腕、血の通うぬくもりある手、穏やかな笑顔を見た時、私の中で強烈な思いが一気に沸き起こってきたのです。

「看護師になる！　絶対なる！」

長期間入院中だった祖父にいつも、

「看護師は、人のお役に立てる立派な仕事だ。看護師になりなさい」と言われていました。

しかし当時の私は、

「何か大変そうだし、たくさん勉強しないといけないし。注射は嫌いだし」

とやる気はゼロ。「はいはい」と返事だけをして、いつも祖父の話を聞かない私がいました。

しかし、人生とは本当に面白いもので必要な状況は必要な時期にやってくるものです。この日まで私の気持ちが熟すのを、神様が待っていてくれていたかな、そんな感覚になりました。そして決定的な決心をさせてくれた一日となったのです。

もしこの日、私が　出勤日ではなかったら…?

もしこの日、私が　おやつ担当ではなかったら…?

もしあの利用者さんが、何事もなく、おやつの時間を過ごしていたら…?

もしあの看護師さんが、あの突き刺さる言葉を私に発してくれてなかったら…?

何一つが欠けても、ターニングポイントといえる「今日」という日はなかったはずです。

もちろん介護の仕事も立派な仕事です。でも私は心の中で叫んでいたのです。

私は看護師になるんだ!

たくさん勉強して、たくさん経験して、いつの日か自分にしか出来ない仕事をやりたい。命を守る仕事がしたい！

それから私は家に帰りました。いつもならドキドキしながら急ぎ足で帰る暗い夜道なのに今日は違いました。モヤモヤしていた19歳の私のこころは気持ち良いほどスッキリしていたのです。

台所からいつものように、「おかえり、今日は遅かったね」と言ってくれた母の元へ足早に向い、はっきりこう言ったのです。

「母さん。私、看護師になるけん」

いきなり何を言い出すのか、驚いた母の顔は今でも忘れません。

5月12日は私の誕生日。そして、看護の母フローレンス・ナイチンゲールの誕生日でもあります。

そのころから「タイミング」と「縁」について考える事があった私は、ナイチンゲールと同じ誕生日という事が嬉しくて少し誇らしくも感じるのでした。そうして2年間携わった介護ヘルパーの仕事から、次の看護学生生活が始まっていったのです。

◇出産　育児　仕事…◇

平成16年3月。住み込みの仕事と寮生活をしながら5年間の看護学校を卒業、無事に国家試験に合格し正看護師として働き始めました。その後、看護学校で同級生だった男性と結婚し3人の子宝にも恵まれ、平凡ながらも幸せに暮らしていました。

どこにでもあるような家庭風景。夫と子どものために、朝からドタバタと朝ごはんの用意、さらに、お弁当、保育園の準備…（思わずフゥ〜）。あー、洗濯機の中の物を干していかなきゃ。すべての家事が済んでいざ仕事に。アレッ、戸締りしたっけ？　忘れ物はないかな？

離乳食の時期はもう大変。遊んでいるのか食べているのか分からない状況の子どもたち相手に奮闘、「あーあ…」と言いながら、お顔を拭こうとすると、綺麗にしたそばから、またぐちゃぐちゃ。小さな手にスプーンを持ち、口いっぱいにご飯をつけ、歩行器に座りニコニコ顔のわが子の顔を見ると、何だか怒る気さえ消えていきました。

汚れた洋服を再度着替えさせ、軽自動車に息子たちを乗せ急いで職場へ向う、これが私の日常。

当時働いていた病院は託児所の整った環境にあり、さらに、義理の両親宅のそばに自宅を構えた事で、仕事と家庭、育児も両立出来る恵まれた環境の中で生活していました。

出産後は、そうした有難い職場環境のうえに、仕事が面白かった事もあり、私自身としては産後、何カ月も休むことなく職場復帰する事には全く抵抗はありませんでした。とはいえ、同僚と同じように出産後1年も社会や現場から離れる事への不安から来るものでもあったのです。

1年も仕事を休む。育児に専念する。専業主婦をする。出産により起こった体調変化をゆっくりと戻していく。私の中にはない言葉でした。

もしかすると、この頃から「休み方」が分からなかったのかもしれません。わが子と一緒に、夫の帰りを待つだけの生活はしたくなかったのです。

出産直後は、ちょっとした事で、悲しくなったり涙が出てきたりしますね。特に一人目の時は「わが子の誕生を愛おしく思う感情」と「健康に大きくなってくれるかな?」「育児、ちゃんと出来るかな?」という葛藤があり、急にひとり不安に感じてしまう事もあります。当然です、母親1年生になったばかりだったのに私は何を完璧に求めていたのでしょうか。

感情のコントロールをつかさどる「女性ホルモン」が急激に変化した事で、情緒不安定となる事もあります。出産に限らず、女性は生きていくうえで「ホルモン」との関係は切っても切れない存在。昔からよく言われるように、もっと「産後の肥立ち」を大切にするべきだった、と今では反省しています。

出産後、私を悩ませたのは体型変化でした。女性なら誰でも「綺麗でいたいな。可愛く見られたいな」という気持ちはあるのではないでしょうか。

補正下着やガードルは産後の骨盤安定のために利用しましたが、締めつける事によって、元に戻ろうとする体に負担を与えるのは本末転倒であり締めつける事によって血行不良、代謝低下を招きやすくなるのではないのか、と私は考えます。

強制的に体型を維持するよりも、マッサージなどで体型維持をする、運動や食生活で代謝アップする。そんな簡単な事で体型や体重が自然に戻る事…当時の私は全く知らなかったのです。なぜなら、お金や物で簡単に解決しようとする気持ちがあったから。


「あれがいいらしいよ。これが良いって、誰かが言っていたよ」。

ネットで簡単に沢山の情報収集が出来て便利です。それゆえに色々な情報に振り回されては、あれもこれも…と試して、お金だけをつぎ込み三日坊主の毎日だったのでした。


振り返ってみると、うつ病を発症させる種は、看護学生時代からあったと思います。

まず「偏頭痛」。天気が悪くなると頭が痛くなる、むしろ天気が悪くなると知ったとたん予防的に鎮痛剤を服用してしまうといった状況でした。解熱鎮痛剤は痛みと同時に体温を下げます。結局は身体を冷やす事を繰り返していたわけなのです。

なぜ頭が痛くなるのか？　自分の体の根本的な原因を考えようともせず、脳神経外科病院を受診し予想通り「異常なし」の所見。器質的には問題はないのだけど、体の不調が現れる不定愁訴。大抵このような状況の時にはこの一言でかたずけられます。

「ストレスでしょう」

頭痛の原因は、もしかすると大きな病気が隠れているかもしれませんので一概には言えませんが「低体温、冷え性による血行不良」も問題です。昔から、冷えは万病の元と言われており、体調不良を引き起こす1番の「悪の根源」だと私は思うのです。

看護学生時代は風邪をひいてもアルコールを飲みすぎても1日で復活、まだ若さゆえの勢いがありましたが仕事上、お薬に関わる事が多かったため「とりあえず薬」と手軽に頼ってしまう生活も問題だったのです。共同生活のストレスや、生活習慣の変化は偏頭痛、アレルギーや便秘も慢性化させるものとなったのでした。

実家で生活している時には規則的な時間に自宅の畑で採れた野菜や、お肉、魚等バランスの取れた食事が毎日食卓に並んでいましたし、もちろんアレルギーや便秘とは無縁。

寮生活では菓子パンやラーメンなど炭水化物をよく好み、いま振り返ってみてもかなりの糖質依存症だったと言えます。

「腸」は第二の脳ともいわれ本当に正直。ダイレクトに心身の変化を表現してくれます。物事の解釈一つでストレスになったり、ならなかったり。ストレスで自律神経が乱れる事で便秘が起きるのか、不摂生で便秘が起きるから自律神経が乱れるのか。どちらも同じと言えます。

1　うまく発散出来ないストレス
2　腸に負担のある食生活
3　筋力不足・運動不足
4　質の悪い睡眠
5　不規則な生活習慣

これらを「ちょっとイロイロ見直した方がいいんじゃないの？」と、身体は一生懸命に気づかせようとしていたのです。「大便」は大きな便り、と書きますね。身体からの大きな「お便り」。

それなのに私は、

「便秘薬さえ飲んでおけばいいんだ」と、生活習慣など全く考え直す事もなかったのでした。

その症状は結局、結婚出産後も忙しさを理由に放置し続けたのです。

乱れ続けて放置し続けた私の不定愁訴。これから起きる大きなストレスも跳ね返せないくらいに抵抗力の低下した身体。うつは一般的に認知のゆがみと捉えられがちですが、マイナス思考がもたらされる根本的要因として「生活習慣」の問題が隠れていたのでした。

私は、大切なそれに気が付くことが出来ずに、これからお話する様々な状況に見舞われてしまったのです。あなたが同じ状況になる事のないようにお話させてください。

そう、これこそが、うつ病の入口だったのでした。

2章

まさか…私が、うつに!?

◇何かが、違う?◇

子どもが生まれてから総合病院に転職しました。当時目まぐるしい日々を送る私は、疲労気味の体を栄養ドリンクとサプリメントでしのぐのが日常になっていました。

ひと月のシフトに組まれるのは変則の勤務形態です。3交代勤務なら遅く帰る日勤の後にも、数時間もすれば深夜夜勤に入るなど「不規則」な勤務体制。


看護師と同時に主婦であり、母親である私には、「規則的」な家族との生活が存在しました。

しかし、病院からの帰宅も夜遅く、子どもたちとの時間が必然的に取れないのが現実でした。

宿題も時間割も確認出来ていないし、運動会の練習で汚れた体操服も洗わなきゃ…。冷蔵庫の中は空っぽ、買い物行かなきゃ。汚れた家の中を掃除しなきゃ…。

やらなきゃいけない事が全然おわらない。いったい私は何をしているの!?


「ママ、遊ぼうよー」「抱っこして、してー」。

甘えたがる子どもたちを抱きしめて納得させても、私の疲れは残るばかり。自分に気持ちの余裕がないせいか、ついイライラしてしまう事も多くなっていったのです。

時には心ない言葉を家族にかけてしまいそうになります。


「何のために仕事をしているんだろう…？」

「でも、給料が良ければ、子どもたちに色々買ってあげられる」

「自分のキャリアアップもしたい」

でも、そうだろうか？　子どもたちは物が欲しいんじゃない。お母さんに偉くなってほしい訳じゃない。本当に子どもが欲しがっているものは…。

そんな事、考えれば、すぐ分かるはずなのに…。疲れ果てて帰る私の顔は、家で待っている守るべき家族の笑顔も奪っていきました。


子どもたちと一緒に沢山遊んで、沢山笑いあえる母親だった私。そんな穏やかだった自分が、いつの間にどこへ行ってしまったのか…、私がいちばん知りたい！

その理想と、いま目の前にある現実とのギャップに、どんどん自分が押しつぶされていくのが分かりました。

時間が欲しい。とにかく時間が足りない。限られた時間で何が出来るの？　時間がない時間がない！　私にとって必然的に「睡眠時間」が犠牲になっていきました。

気持ちに余裕がなくなると人は、どんな表情をするのか知っていますか。目つきも鋭く眉間にシワがくっきり。「私に近づかないでオーラ」を周囲に放ち、顔は笑っていても目が笑っていない、不思議な顔になってきます。

「あの人、目が全然笑っていない。なんか疲れている。大丈夫かな…」

結局、自分も同じような表情をしていたと思います。病気療養中の患者さんへの対応も、全く笑顔になれず、業務的になってしまっていました。話す言葉もピリピリしているのがわかる。気を緩めると頭に浮かぶのは「辞めたい」。そんな気持ちが私のこころを占めていきました。

「みんな、ちゃんと、仕事をこなしているし、私が弱いだけなの？」

「なんで、私…出来ないの？」

私は、〝出来るナース〟、そして優しい母親、さらに家計を支えられる妻なんだもん。一言でも弱音を吐けば全て崩れてしまいそうな、そんな日々が、それからも続いていきました。

一体何を、私は我慢していたのでしょうか。「何のために」それをしていたのでしょう、何のためにそこにいたのでしょう。何のためにそれほどに執着していたのでしょうか。

「あなたは、やれば出来るよ。頑張っていれば、偉いって言われるよ。甘える事なんて、あなたには似合わないよ」

幼い頃の自分が、ふと現れては、そう言っているようだったのです。幼い頃から甘える事をしない、弱音を吐けない自分が、こんな時に顔を出してくるもの。

ゴールのない仕事とはいえ、どこまで頑張ったらいいのか…。わかりませんでした。どこで手を抜いていいのかも分からなくなっていました。

「私は弱くない。やれば出来るんだもん。もう少し頑張れば、もう少しだけ…」

自己犠牲の看護観に支配され、ますます便秘、頭痛や眩暈、生理不順や肩こりなどの自律神経の乱れから来る症状も悪化。でも放置、ひたすら栄養ドリンクとサプリメントでしのぐ自分がそこにいたのです。

病気や身体について看護学校であれほど勉強したはずなのに、情けない程の自己管理能力の低い看護師。健康管理も仕事の一つだ、等と後輩に偉そうに口では言っても有言不実行の人間でした。そして、これらの「原因」があれば「結果」が起こるのは当然だったのです。

「その日」は突然訪れました。

「あれ、なんか変?…」

朝の申し送り中、言われていることが理解出来ず思考が回りません。申し送られた内容をノートに取ろうと、ペンを持つ手も何故か力が入らない…。あれ?

この瞬間、私の中の何かが　ザワザワ動き始めていました…。

体調が悪くても休めば他のスタッフに迷惑がかかるし、チームで業務をまわしています。今日はあの患者の抗がん剤療法、あの患者の検査出し、点滴に薬セット、そして記録に提出物…。何とか無事にその日1日を終え、電気の消えた暗い病院の長い廊下を帰宅のため急ぎます。車に乗り時計を見ると、もう夜の9時を過ぎたところ。

急いでバックから携帯電話を取り出し自宅へ電話します。

「ママ、今、どこ?」心配そうな1年生の息子の声。泣き出しそうな声。

「ごめんね。ママ、今から帰るからね、宿題した? お風呂入ったの?」

主人もまだ帰宅しておらず、とにかく、お姑さんに「すみません、すぐ帰りますので」と言い電話を切りました。まわりを見ると…、広い駐車場には自分一人。孤独感。

暗い闇の中、その静けさに体中がつつまれた瞬間、頭が一瞬真っ白に。突然体の力が抜け「プツーン」と、張りつめた糸が切れた音が聞こえたようでした。

何故だか涙が止まりません。意思とは反して栓の抜けたように流れてくる涙。

「あれ、おかしい」。体中が脈打つ感覚を感じながら急いで駐車場から車を出し、家路へ向かいます。でも大粒の涙で視界がぼやけハンドルを持つ手が震えています。コンビニに一旦車を止めて、次第に大きくなる動悸を抑えるのに、私は必死でした。

「限界だ…」

その日は、無事に家に帰りつく事だけを考えハンドルを握っていました。

私は自分でも分かっていました。笑顔の裏には弱い自分がいるのに、弱音を吐けない性格。ここまで追い込んだのは職場ではなく紛れもなく自分自身だという事も。

長女だったせいか、いつもしっかりしなきゃって頑張っちゃって。誰かに甘えたり、人を頼ったり、愚痴を吐いたりするのが本当に下手な子どもだったのですから。あきれるほど、子ども時代から変わらない性格だったのです。

子どもの頃から「わがままを言わず一人で頑張っていれば大人の人に誉めてもらえる」

このキーワードが私の無意識の中にインプットされていました。成長してからも習慣となり、植えつけられた無意識の思考回路は、何かを判断するときにはすぐ顔を出すのです。

当時、私と同じような体調で休職していた同僚のことを思い出し、

「私も体調壊せば、ちょっと仕事休めるのに…」

と口に出さなくとも心のどこかで強く思っていました。

そうです、これです。理屈抜きの自分の心の声、その本心こそが、本当にその現実を自分で招いてしまう結果となっていくのでした。


あの頃は頑張って乗り切る事で、自分の自信を取り戻したかった。プライドを守りたかった。この苦しみは乗り越えられる苦しみなのか、「きつい」と口に出していい苦しみなのか、まだ耐えるべき苦しみなのか、私は全く分かりませんでした。

休んだり弱音を吐く事は「逃げること」だと思い込み、出来ない自分だけが弱いんだ、そう思うと一層孤独になってしまっていたのです。

「自分に限って、うつ病なんて関係ない、あんなの弱い人がなる病気」と、様々な事を軽視してしまいました。

例えば、軽い風邪症状の時には早めに対策をとれば改善します。しかし放置しておくと、時に肺炎までに悪化してしまい、もしかすると手遅れ…なんて事にもなりかねないのです。

「何か、やっぱりおかしいな」って感じたら、一人で抱え込まずに信用出来る誰かにまず相談してみることが大切だったと、今は思うのです。

◇自律神経失調症と診断される◇

精神科や心療内科へ行く事は、だれでも抵抗を感じるのではないのでしょうか。どうせ待合室に座るなら内科や婦人科の方がマシだと。

病院受診すると何かしらの病名がつけられ、ほぼお薬が処方されます。精神科のお薬を服用をした事がある人間、精神科の通院歴がある人間という「レッテル」をあえて自分で貼りに行くようなものだ、自分の人生に暗い履歴を作ってしまう事がどうしても受け入れがたく大きな「葛藤」がありました。

その小さなプライドのために結果的に対応が遅くなってしまい、症状は悪化、落ちる所まで落ちていってしまう事になるのです。

思い切って師長に相談したその日は9月も始まったばかり。私が休む事で夜勤も含め、新しく9月のシフトを変えなければならない、その事で他のスタッフにも迷惑がかかる、申し訳ない気持ちは重々あったのですが、もう全く職場に足が向かない状態だったのです。

それよりも何よりも、この集中力低下によって注射や配薬ミス等が起こる可能性がある。自分じゃなくて「患者さん」になにかミスを起こすリスクの方がよっぽど怖かったのでした。


「きつかったね。何で早く言わなかったの」

「あなたは、ここで皆を引っ張って行ってくれる人材だと思っていたよ」

「少し休んでいいから、もうちょっと、頑張ってみない？」

説得する師長さんの顔を見ても言葉が耳に入らない。私の心と体は疲れ切っていました。


「いや、もう　むり…です」


お休みをいただき、最初に診療内科Aクリニックへ受診したのは平成25年9月初旬でした。

毎日患者対応をしている看護師ではなく、初めて患者としてそこに居る自分。

このクリニックでも待ち時間にいらだちを感じている人、うつむいてぶつぶつ何か独り言を言っている人、薬の副作用のせいかうたた寝している人もいます。

特に若い患者さんが多かったのを覚えています。

「ちょっと休めば治る。忙し過ぎた環境を変えれば、大丈夫ですよ」

60代の感じの良いその先生は私の話を聴いてくれました。

「うん、それは、自律神経失調症だね、とりあえずお薬を飲んで仕事も休んでください」

あっけなく診断。そして話題は変わり、

「君は看護師かぁ。僕はあそこの病院の先生と知り合いなんだ。最近出たこんな新薬は使っている？　こんな勉強会行った事ある？」

そうして、私が診察内容に疑問を持ち始めた数分後には、自分がすごい学会の座長に選ばれた、新聞に載ったんだ、の自慢話。写真も見せられました。

自分のことを話しているこの先生の目は、なんだかとても生き生きして見えます。

「先生…ちがう。私は世間話や自慢話を聴きに来たんじゃないんだけど」

ものすごい違和感を覚えたまま、あっという間に診察は終了し、とりあえず1カ月間の診断書を書いてもらってその日は帰りました。

その先生がどう見えるかは個人差があると思いますが、私の中では完全に「外れ」でした。とはいえ、私自身、精神科の看護師として数年間勤務した事があったものの、いざ自分が受診しようとした時に、この「ネット評判」という事でしか病院選びが出来なかった事は大失敗でした。

精神科受診し症状を伝え、自動的にお薬を処方され、自分のカルテには精神科の病名が記載され、あっと言う間に、「精神科通院歴ある人間」「精神薬服用歴のある人間」になりました。

「しばらく通ってくださいね」

先生はそう言われましたが、全く納得出来ないまま帰ったのです。

診断書を職場に提出し、しばらくお休みをいただく事になりました。同僚ナースの励ましや心配メールもたくさん届き、その日の夜は、久しぶりに何も考えず死んだように眠りました。

今まで当たり前だった「仕事」から離れた環境で、久しぶりに家事や育児だけをこなす毎日がありました。朝からご飯を作り、夫や子どもたちを笑顔で送り出し、夕方には洗濯物をたたみながら「おかえり」と迎えられる。

猛ダッシュで玄関から入り、「あのねあのねママ、今日は学校でね」と笑顔でケンカしながらわれ先にと、嬉しそうに話す息子たちを見ると心から「幸せ」を感じます。愛おしくあったかい気持ちと、自分の周りに流れるゆっくりとした時間が心地よく、本当の自分に戻れた時間でした。

夜になれば、子どもを抱きしめてぐっすり眠り、すこし食欲も戻ってきました。以前のように、子どもと一緒におやつを作ったり、お散歩に行ったり。睡眠リズムも整ってきた事から徐々に回復していったのです。

でも…体の根本は違っていました。実は病魔は、まだ私の中に残っていたのです。とりあえず一旦は規則的な生活に戻り、しばらく仕事から離れる事で体調を戻りつつあると、その時は思い込んでいました。

穏やかに見える日々でも、長期間の不規則な生活習慣で体にしみついた心身の乱れ。そのバランスは狂ったままで、もともと規則的だった生理が、9月1日と15日の2回来てしまったのです。それは、ホルモンバランスの異常を示します。

「あれ、おかしいなぁ…ま、いっか」

私は見逃しました。「生理不順」という顔をした「うつのサイン」だったのに…。


「トラブルは重なる」、とよく言います。マイナスオーラやマイナス言葉がさらにマイナスを引き寄せるのです。実は、自律神経が乱れていたこの時期に、なぜか些細な問題が頻繁に起きたのです。これでもか、これでもか…と言うほど「凶運の波」が重なりました。凶運の波は、自分の意思に反して誰にでも起こります。

生きていると自然災害や事故やトラブルに巻き込まれたり、自分だけでなく、大切な人の分も掛け算をしてやってきます。まるで私を本当の闇の中に引きずりこむように、抱えきれない問題が次々に私を悩ませました。


というよりも、心身が健康そのものならば乗り切れていたはずなのです。でも不規則な生活の結果、自律神経のバランス、女性ホルモンのバランスが崩れてしまっていた私は、免疫力や抵抗力が想像以上に落ち、起こった出来事を強く跳ね返す体力すらなくなっていました。その出来事を必要以上に深刻に考えてしまう思考回路に陥っていたのでした。

職場環境や起こった出来事が問題ではありません。同じ出来事でも、うつになる人とならない人がいるのは、そこなのです。　結局その後、仕事は「退職」する事となりました。

◇髄膜炎と診断◇

様々な問題を抱えたまま10月下旬のある朝の事でした。

頭痛と首のこわばりがひどく、体に力が入りません。とにかく、体が鉛のように重く、自分のあまりの顔色の悪さに驚きました。肌にはハリがなく、目力が消え去っています。

総合病院を受診すると「髄膜炎」と診断されました。そもそもウイルスが簡単に私の体を蝕み出し、それを跳ね返す抵抗力もほとんどないくらいに、体力が落ちていたのでした。

その夜は、緊張の糸がピーンと張りつめているかのような状態で、結局一睡も出来ないまま翌朝を迎えたのでした。そして、その後の入院中、またも色々な症状が噴出してきたのです。

① 異常な体重減少

これは驚きました。入院中、日に日に病衣はゆるゆるになるのです。顔に張りがなくなり、顔色もさえない。面会に来た子どもたちから、

「ママ、やせた?」

163センチの身長に体重55キロの標準体重だった私でしたが、退院時には50キロを簡単に切っていました。12日間の入院期間に5キロ以上の減…。退院時には、入院時に着ていたジーパンが怖いくらいゆるゆるで、夫のベルトを借りて退院したほどです。

② 味覚障害

最初は、ステロイド治療のせいだと思っていました。何を食べても、本当に何も感じないのです。どちらかと言うと、少し苦味。栄養バランスを考えて作られた美味しいはずの病院食が、とにかく吐き出したいくらいまずく感じ、異常な体重減少に加えて、食欲低下でますます私は痩せていくのでした。

以前なら大好きなシュークリームでも食べたいと思っていたでしょうが、全くと言って言いほどに、食べ物が受け付けなくなったのです。「食欲」と言う本来持っている人間の生理的欲求も消えてなくなっていきました。

③ 便秘悪化

もともと便秘傾向だったのが全く出なくなりました。食事をまともに摂取出来ていなかったので出るものが「無い」という状況で緩下剤や、座薬を使っても排ガスさえも出なくなっていきました。

④ 不眠

これに一番苦しみました。最初はステロイドによる、ほんの一時的な症状だと考えられていました。屯服睡眠導入剤を処方してもらい、ベッドに入るのですが、目を閉じてみても、頭の中はピーンと糸が張りつめた感じで全く「眠い」という感覚に陥らないのです。

そうかといって昼寝が出来るかというと、昼間も同じく「ピーン」と糸が張っていて24時間眠れない日が続くのです。今まで夜が来ると普通に睡魔に襲われ気づいたら朝。私ははっきり言って何処ででも眠れる人間でした。
この時、生まれて初めて「どうやって眠るのか」一生懸命考えていました。

⑤ なぜか止まらない涙

私はもともと感動屋で、泣き虫。それが、入院中から意味も分からずスイッチが入り、涙が止まらなくなる事が度々起こるようになりました。見舞い客が帰った時、家族と電話した時、消灯で暗くなった時、なぜだか自分一人が見捨てられるのではないか、という強烈な寂しさ感じてしまうのです。

同室の年輩女性はぽろぽろ泣いている私を見て、「あらあら、早く治して子どもさんの所、帰らなんね」と慰めてくれるのです。この時は、この涙が異常だとは、深く考えていなかったのでした。

⑥ 何にもしたくない

売店まで歩いてみた時、おかしな感覚に見舞われました。廊下ですれ違う人たちを見るとソワソワします。何故だか落ち着かないのです。見られているようで何故だか緊張する。その感覚が全くといっていい程、理解出来ませんでした。

売店へ行き雑誌を見ても面白くもない、大好きなチョコレート菓子が欲しいとも、何か飲もうとも、何も感じない。「何かをしたい」という感覚が完全に薄くなっていました。


このような症状に見舞われながらも、「髄液検査」では正常値となり退院。退院1週間後の再診の時に、不眠について先生に伝えました。

「このまま、精神科に相談行ってみますか?」

この時私は断ってしまったのです。

「私はうつなんかじゃない。精神科にお世話になるような人間ではない。そんな訳ない」

何故なら自宅に帰れば、また日常が戻るし元気になったし、あの時跳ね返せなかったトラブルは解決!

もう不安の種も残っていないのだから…と。

私の心身の症状が「何かおかしい」と感じてくださった先生の一言を「ちゃんと聞いていたら良かった」と後に大きく後悔する事になるのでした。

◇自分の病気を受け入れるまで◇

退院時に処方された睡眠導入剤を毎晩服用して眠るのですが、結局、2～3時間程度で覚醒していました。一度覚醒をしてしまうと、二度寝という事が出来ないのです。

退院時に主治医から言われた言葉が思い出されます。

「本当は、入院前から現れていた症状ではなかったですか？」

当時、私は新たに就職活動を始めようと決意した頃でした。

しかし、就職活動をしながら時間が経過すると同時に、睡眠薬を服用しないと眠れない状況は続き、むしろ悪化していったのです。

「何か、きつい」

「何か、頭が回らない」

「何か、楽しくない」

そう、何だか分らないけど、誰にでもあるような、「なんとなく」の感覚は退院後より少しだけ確かに強くなっていました。

今まで看護師として多くの患者さんたちを見る立場だったので、自分が精神科の患者になるなんて全くと言っていいほど、この事態を受け入れられませんでした。

私もただの一人の人間なのに…。誰にでも起こり得る事なのに…。一体、それは何の偏見だったのでしょうか。

9月にAクリニックへ行った時と明らかに違う現在の自分の状況を考えると、やっぱり精神科へ行くべきなんだ、と心では感じていました。しかし精神科の現状を少なからず知っているだけに、なかなか足が進まなかったのです。このままだと薬漬けにされてしまう…、って。

心理テストの点数で「うつ状態」だと判断されると、まずこんな薬が処方されて、こんな副作用が出て…。

何年も何十年も治らない人がいるし再発率も高い。お薬が合わなければ長引くし、きつい離脱症状のあるものもあるし…。入院したらこんな感じだろう。

ナースステーションではこんな風に申し送られるのだろうな。精神科医療の裏の裏、製薬会社との絡みまで知りすぎていた事が、結果的に自分自身で医療不信感を招いてしまうのでした。待ち時間はとっても長いのに、診察は短時間。ここでは医師や職員は、淡々と仕事をこなしているだけなんだ…。過去の自分がそうだったように…。

「お薬は、絶対に自己中断しないようにしてくださいね、ちゃんと通い続けてくださいね」

こう必ず言われます。分かっています。患者さんの辛さや苦しみを和らげてあげたいから、先生は善意でお薬を処方してくれます。

おかげで眠れるし、一時的に気持ちが和らぐのです。しかし、私は精神科の看護師時代に、心のどこかでいつも感じていたことがあります。では、お薬の効果が切れたらどうなってしまうのか?…って。

「どうして長引くの、どうして再発するの?」

「お薬だけで治った人はほとんど見た事がない。なら看護者のアプローチの方法は、もっと違う面から必要なんじゃないのか？」

「血のめぐり、生理や出産でのホルモンバランスの影響、女性に多い理由、早期発見や予防方法も何かあるんじゃないか？」

「医師任せしている患者側の問題もある」

「カウンセリングって、もっと有効活用出来ないのか？」

心の何処かで思っていた事が次から次へと思いだされます。しかし当時、それを声に出す事はありませんでした。何故なら、決められた事に従って仕事をしている方が楽だったからです。19歳の自分が介護施設内で誤嚥をさせてしまったあの日。やるせない気持ちで患者さんの帰りを待っていたあの日。思わず握った、あの患者さんの血の通った暖かな手。

「私、看護師になる！」

看護師になって、病気で困っているいろんな人の役に立てる仕事がしたい、自分にしか出来ない仕事がしたい、と決心したあの日の気持ちは、日々の忙しさに埋もれて消えていたのです。

精神科を受診すると「この患者さんは人格に問題？　診断書目的？　クレーマー？　本当に

うつ?」、そんな風に思われるのかな。この人職業は看護師さん? 一体どこの病院でうつにさせられたの?

次から次へとこんな被害妄想や不安が頭の中を駆けめぐります。

「あんなに元気だった人が、なんで? 子どもも小さいのに。大変そう…」

そんな同情はされたくない。どうせなら、「身体的」な病気の方が、まだマシだ。

でも、しっかりしなきゃと思っても、心と体はもう嘘をつきません。自分の意志では抑えられない、得体の知れない焦燥感や不安、そして何故か体の冷えが消えないままでした。

「このままでは取り返しのつかない事になるかもしれない」

自分の身に今後襲ってくるかもしれない言葉にならない不気味な感覚が、体中を襲うのです。

「やっぱり、相談しよう…やっぱり自律神経失調症かもしれない。うつになりかけているのかもしれない」

ようやく自分を納得させてB病院を受診する事になったのでした。

◇ことごとく、あわない薬・副作用◇

B病院を選んだのは、待ち時間が短いという理由だけでした。説明通りそれほど待たされる事なく呼ばれました。診察室に入ると、私は先生に今の症状を伝えました。

話を聞いた先生は、

「睡眠薬を使って、強制的に眠れるようにすると、体の自律神経バランスが整えられて昼間の症状も落ち着いてきますよ」と言われ、睡眠に関するお薬3種類処方されました。

「とにかく眠れば、自律神経のバランスが戻り体調が良くなる」

と説明する先生に対し、私はこう尋ねました。

「基本的に不眠の原因はうつ病からですか？　メインのうつの薬での根本的治療は必要ないのでしょうか？　睡眠剤だけでは対処的ではないですか？」

結局のところ、抗うつ薬の処方はありませんでした。

「しばらく、様子をみましょう」

それでも自分の処方内容に納得していなかった私が色々先生に尋ねると、

「入院しますか？」

「………」

入院はしたくない旨を伝え、10分ほどの診察はあっけなく終わり、軽い動悸に襲われながら車で帰宅したのでした。しかしその時、ふと急に車の車線が分らなくなり慌ててハンドルを切り返しました。

うつの症状の一つとして始まっていた「思考力低下」の症状でした。

いまの私は、もう車の運転も危ない状態になっていたのです。帰宅すると「おい、大丈夫か！」夫が大きな声を出します。心配そうに玄関に走って駆け寄って来る3人の子どもたち。

帰りの遅い私に何回も電話を掛けたようで携帯電話には数多くの着信履歴が残っていました。私は電話が鳴ったのも全く分からないくらい、必死に運転をして帰ってきたのです。

夫に診察内容や処方内容を話すと私と同じように、処方内容には納得していないようでした。

「どうしたら、いいのか…」

看護師をしている夫は、その後、精神科病院に勤める友人に電話をかけ何やら相談しているようでした。その電話口の口調で夫の本当の気持ちを痛い程かんじました。

「どうにかして、治すんだ、また、家族の幸せを取り戻すんだ」

黙ってただただ私の近くにいてくれました。

「どうしたらいい。どうしたら、治るのか…」

頭の中は、堂々巡り。

「ママ、頭いたいの？　お腹いたいの？　僕たちが　お布団敷いてあげるから、ちょっと待っててね」

私の顔を代わる代わる、次々に覗き込む子どもたち。小学3年生と1年生の息子たちは力を合わせて布団を座敷に運び込み準備してくれました。

「ママ、今日は早く寝て、早く元気になってね！」

「うん、ママ、早く元気になるからね。有難う…」

この子たちと、いつまでも笑っていられるように早く元気にならなきゃ。気持ちでは切り替えようとしても、「気の持ちよう」なんて簡単な言葉では解決出来ないほど、私の体は鉛のように重くなっていました。

その日から、処方されたお薬を服用しても入眠困難に中途覚醒に早朝覚醒といったすべてが中途半端な状態で過ごしていました。飲み慣れない薬を飲むために昼間も脱力状態で気力が起こりません。うつなのか、副作用なのか、もう訳が分かりません。

1週間後、再受診し先生に症状を伝えると、抗うつ薬を毎食後服用するよう指示があり、その後も診察のたびに、症状に合わせて薬を簡単に変更されることになっていったのです。

一番きつかったのは、パニック発作に対し処方された「とある薬」でした。

もちろん初めて服用してみたこの薬。これは、体の神経がプツーンと途切れたような感覚となり、全く足に力が入らず立ちあがれないのです。

「えっ、どうした?」、ただただ怖かった。

これまで、気分が前へ向かなくても確かに歩ける足があった。自分でトイレにも行けた。車も運転出来た。しかし、この時ばかりは、全くと言っていいほど体に力が入らずどうしても立てません。

すでに夫も仕事へ出かけてしまい、70歳を過ぎたお姑さんに支えてもらい、やっと立ち上がっては、すぐガクガクと崩れ落ちる。私はもう泣くばかりでした。

動けていたはずの体が動かないのです。お姑さんも、きっとこんな姿になってしまった嫁を見るのは本当に辛かったはずです。

元気印そのものであった嫁が壊れていく姿を全部見ています。それを近くで不安そうに見る孫たちの姿もみています。

「礼子ちゃん、大丈夫だから。大丈夫。心配せんで今は治すことだけ考えたらよか。何も心配いらん」

義母は、私の体を支えながら必死に涙を我慢しているのが分かります。小柄な70歳超えた体で大きな体の私を必死に支えてくれました。変わり果てていく息子の嫁の姿を近くで見ながら、この先の家族が感じるであろう、不幸や不安が無限に見えていたのかもしれません。

「礼子ちゃん、また先生に相談してみようね…」

義母は、私が回復したのちこう言っています。

「病院の先生にすがるしかなかった」

この現実の状況を自分で治す事は不可能だと思っていた、そして長い道のりになる事を本当に覚悟していた。

そして、これほどに一人の人間が簡単に壊れていく「うつ病」の恐ろしさを初めて見た、と。


「もう体もボロボロだ…」

当然お薬の効果も、副作用も当然個人差がありますが、担当の医師に相談しました。すると、

「飲み始めて効果が出るまでは、副作用は仕方ない事です。耐えて飲んで下さい」

さらに、「そうですか。飲みたくないなら、べつに止めていいですから」

私、「……」

いやいや、私は飲みたくないのではなく、怖くて飲めないのです。このまま飲み続けると確実に寝たきりになり、廃人になる自分の姿がありありと見えたのです。


その後、私の状態は坂を転がるように悪化していくのでした。次々と処方される薬が信用出来なくなり、そんな医療を行う担当医師の言動を全くと言っていいほど信用していなかったか

らです。とても不幸な事でした。

患者からすれば、医師を信じて治療に臨む事になります。その信じる心は「絶対に治るんだ」という強い希望を持つことにもなりますし、信頼関係を築くという事は、治療するために一番重要な事。

「プラセボ効果」は、効くと信じて服用するから効果を感じられるのです。実際、私が飲んでいた薬も本当は効果が得られていたのかもしれません。

しかし、そこには医師と患者との「信頼関係」が存在しなかったために、治療が悲しい結果になっていたのでした。その医師の努力の方向性が「薬剤調整」に向けられ、目の前に座る患者に向けられていなかったのですから。

医師もお薬も信用出来ない私。もう立ち上がる事もままならなくなった私。

得体のしれない不安や見捨てられ感、理解してもらえない事が辛い、というさまざまな感情が私を苦しめ続けました。その時の私は、ずるずると引きずられながら、アリ地獄のような深い暗闇に飲まれていくちっぽけな蟻のようでした。

抗不安薬

この薬を1日3錠服用していました。しかし、私を襲うこの病的な異常な不安は一体どこから来るものなのでしょうか。「腸は第二の脳」と言われているのに、慢年「便秘」で私の腸は正常な感情コントロールのホルモン分泌すらしていなかったのかもしれません。

抗不安薬を服用する事で、一時的に気分が落ち着くし、不安に襲われる事もありません。確かに効果は感じました。ただし　薬が切れるまでは…。

強く思いました。私は根本的に体質改善をする必要性があるのではないか。と同時に、根本的にうつの治療もしなきゃいけないのではないか。再発なんて絶対に嫌。

それなら、再発を最大限抑えるためにはこれまでの生活習慣と体質改善しかないんだ、と。

「このままでは、薬に人生そのものを振り回されてしまう…。」

十分に機能していない私の頭の中で、少し冷静に見ていた自分もいたのです。

考えました。Ｂ病院にこのまま通い続けるのか、他の病院を見つけるべきなのか。でも結局、ドクターショッピングになってしまうのではないか、医師は薬の話しかしてくれない。もう何を信じていいのかも分からない。「誰か教えて」、と毎日毎日ひたすらもがいていました。もがけばもがくほど、足を取られる底なし沼。この底なしのアリ地獄から本当に抜け出した人がいるならば、「何をしたらいいのか、教えて欲しい！」

そもそも誰かに治してもらおうなんて浅はかな考えだったのです。自分の人生の責任を他人がとってくれるはずはありません。この時の状況は、うつを取り巻く社会の現実を、まざまざと見せつけられたようだったのでした。

連携、傾聴、お薬、心のケア、心理専門家？…

そんな教科書通りにやっていて、どうする。
何か分からないけど、何かがおかしい気がする。
社会へ対しても悶々とした気持ちがグルグル回るのでした。

3章

とにかく生きろ、希望をすてるな！

◇動悸・不安感…◇

毎日、眠前薬を21時に服用し布団に入ります。しかし…、1時間、2時間…。目を閉じて自然に眠りに落ちるのを待っても、待っても、待っても眠れない自分がいます。気がつくと深夜1時過ぎ。やっと眠れたかと思って時計を見ると、1時間しか経過していません。薬を遅い時間に飲むと翌日に残る、と分かっていてもどうしても眠りたい。その欲求を満たすため、3時ごろに追加でもう1錠服用するのです。

しかし…結果は同じでした。そしてまた、無情にも朝を迎えるのです。

睡眠が人間の生理的欲求の一つである事は間違いありません。その基本的欲求が満たされない事が私をますます苦しめました。

最終手段で、「薬」を飲めば眠れるはず…、と思い込んでいた私の心身は打ちのめされました。薬を3つも、追加に薬を飲んでも眠れないって、どうして!…。私は、どれだけの量の、お薬を飲まないと眠れない状態になってしまっているのか？

寝ない状況が続くと、人間は一体どうなってしまうのか、身をもって理解出来ました。今まで、夜勤で寝ない事はありましたが、朝帰宅して布団に入ればすぐに眠り、また夜が来ればちゃんと眠り、体力回復は出来ていました。しかし、今の私は1日やっと2時間の睡眠という状態がもう数週間も続いているのです。

急に、今まで経験した事のない動悸に襲われ始めます。このまま心臓が止まってしまうのではないか、心臓が体から飛び出してしまうのではないか、と思うほど体全体で「ドクン！　ドクン！　ドクン！」と鼓動を感じます。

自己検脈をしてみると脈拍は100回以上。体を起こしても、横にしてみても何も変わらない。深呼吸をして、自分を落ち着かせようともしました。

しかし、待ったなしの追い打ちかけるように、どんどん不安感も襲ってきます。試験前や発表前のような、緊張や不安なんてものじゃありません。

今までの私は、どちらかと言えば性格は緊張するタイプではなく「何とかなるさ」と考える方でした。しかし、今は違うのです。何か強烈な、命を取られるような、得体の知れないものが、どんどん私に近づいている…。

何かが見えるとか、何かが聞こえるというのでもなく、誰も居ない深夜の深い森の中を一人で歩いていて、何かそこに居るのか居ないのかも分らず、ゆっくりと前へ進んでみても、やっぱり誰も居ない…。

暗闇の中、緊張はピークに。動悸が止まらない、いや、ますます強くなる。そして、ふと背後から近づいてきた誰かに、ドン！　と両肩を強く叩かれた瞬間…そんな心臓の感覚でした。

「今、私の体はどうなっているの？」

私がこのまま心臓が止まって死んだら子どもたちは…？　家のローンは？　まだ親孝行もしていないのに。やりたい事も沢山あった。当たり前のように、明日も明後日も、1年後も5年後も、幸せな生活が続くと思っていた。

そんな、誰もが当たり前のように思っている事が、実は決して当たり前ではなく幻想にすぎず、そして突然その幻想がすべて崩れ去る。この時が、生まれて初めて「死」を意識した瞬間だったのです。

うつ病棟の看護師をしていた時の事でした。不安気な表情した患者さんが、ナースステーションに来られてこう言うのです。

「なんだか分らないけど、不安で不安で。ドキドキする感じで…。夜も眠れません」

この患者さんの話を聞いても結局、状態によっては指示の屯服を勧めたり、時間の合間に話をじっくり聞く対応をする事しかありませんでした。

不安な言葉に込められた意味を、実際に自分自身で感じた事で、初めて患者さんの気持ちが理解出来たのです。

日ごろ目にする教科書には、淡々とうつについて解説する文字が並んでいるだけでした。

しかし今は、不眠、動悸、不安感、焦燥感、その漢字一つ一つに隠された本当の意味を全身全霊でわたしは、感じていました。

これは、心の風邪なんかじゃない。まさに「うつ地獄…」

24時間眠らない

夜9時を過ぎると、「みんな、寝なさーい」と、布団の上ではしゃぐ3人の子どもたちに私が声をかける、これがわが家のお決まりの光景でした。

「俺、ママの隣りがいい～!」「私も～!」と、お布団の取り合いになるのを見ては、夫が、「だ～れもパパと一緒には寝てくれないの～?」と、ちょっとイジケテみせ、みんなで笑う、明るい、普通の家庭でした。

しかし、母親である私がこんな状態になってからは、状況が一変したのです。

当時、精神科B病院から処方されていたのは、屯服含めて1日10錠以上。毎日これだけ服薬をしても、隣で子どもが寝返りすると、その刺激で目が覚めてしまい、ぱったりと眠れなくなるのでした。

「ママと一緒に寝たい」

と大泣きする子どもを夫にお願いし、一人離れて2階のベッドに入ります。それでも、2時には覚醒してしまいます。覚醒と同時に、毎夜のように動悸、不安感、全身の冷汗に襲われるのです。真っ暗な夜の闇は、ますます私を孤独にさせていきました。

どんどん体中が冷たくなり、怖くて一人で布団に入って居る事が出来ません。1階に下りて行き、家族のために遅くまで毎日働いてくれる夫の布団に泣きながら入ります。

「大丈夫、大丈夫だよ」

夫は眠い目をこすりながら、まるで夜泣きする子どもをあやすように、私の背中をトントンし、落ち着かせてくれました。

「こわい、こわい…」

暗闇に引きずりこまれるのを必死に耐えるように、ただただ夫にしがみついていました。しっかり服につかまっている事で、引きずり込まれないように…。

本当はそんな事はないのだろうけど、自分の体調が日に日に悪化し、光のない暗闇に転がり落ちるような恐怖を体中で感じていたからです。

夫も、毎朝7時半には仕事へ向かう毎日。多忙な部署で遅くまで勤務している大変さを十分理解していても、やっぱり頼れるのは夫だけでした。私が朝まで寝つけないと一緒に付き合ってくれ、私の止まらない涙をただただ拭いてくれました。

夜中でも無意識に口から出る言葉は止まりません。

そして朝が来ると何も出来ない私の代わりに洗濯を手早く済ませ、子どもたちと学校の準備を一緒にし、朝ごはんを食べさせて送り出し、夫も急いで仕事へ向かう毎日。

私を一人自宅に置いておく不安を抱えながら、無情にも流れる日常。職場へ行けば急に休んだり早退したりの疲れた夫の表情に気づいた職場の看護師さんたちが言ったそうです。

「後生川くん、何かあったの?…」

その言葉に夫がどんな気持ちで返答したのか、考えると申し訳ない気持ちでいっぱいでした。

こんな私を見て、夫自身も不安でたまらなかったはずです。看護師として一般的な精神疾患の知識があったとはいえ、まさか自分の妻が、そうなってしまうとは予想すらしていなかったはずです。

これからの生活、私の治療、子どもの事…、数え上げれば切りがないほどの不安があったは

ずです。生きる力を失った、疲れ果てたような、私の表情を見つめても、

「何も心配しなくていいよ、大丈夫」

心配を口に出さなくとも、痩せていく夫の背中を見ると、本当に胸が締めつけられました。

夜に眠れなかったからと昼間、こたつに横になります。すると、さらなる症状が襲うのです。

過呼吸、パニック症状…。

ようやく眠りに誘われて、うとうと…。ところが、

「うっ、苦しいっ！」


眠りに落ちようとしたその瞬間、全く息が出来なくなるのです。目を開けると、髪の毛がびっしょりとぬれるほどまで、とてつもない汗をかいています。もう1分でもいい、もう10秒でもいい、ただ眠りたいだけなのに…。

でも眠ろうとすると体が拒否反応でパニックを起こし、体中で拒絶するのです。

今まで、どうやって眠っていたのか本当に分らなくなりました。一度も考える事のなかった事でした。当たり前だった事が、当たり前に出来ない。常識が常識じゃない。

「このままじゃ、みんなが、ダメになってしまう…」

頭では分かっています。どうにかしなければ…。しかし、精神的にも、身体的にも、ボロボロに壊れていく自分を、はっきりと感じていました。

「何でも気の持ちよう」「前向きに生きましょう」「深く考えないようにしましょう」…。周囲の誰かからそんな事を言われても、ただの気休め。もう自分ではコントロール不能な状況になっていました。

◇思考低下◇

テレビの華やかな映像、その中の笑い声、ラジオの音、さらには近所の人の話し声ですら、苦痛でたまりませんでした。楽しそうな周囲の声を聴いていると、心から笑う事が出来ない自分にとっては、「もうあんな楽しい世界に戻れないかもしれない」と、余計に自分の状態を思い知らされる事となり、さらに気分を落ちこませるのです。

テレビの映像は目がチカチカして痛いのです。ラジオの女性の笑い声は耳がキンキンして頭が痛いのです。近所の人の何気ない立ち話も、自分の状況を近所の人たちに見透かされて話題にされているような気持ちになり、ますます外に出られないのです。

当時、ある問題を起こした人が連日のようにテレビに取り上げられ、バッシングを受けていました。その話題ですら、まるで私が問題を起こし、自分が責められているように感じてしまう、そんな異常な精神状態だったのでした。

「私が何か悪い事したから、こんな罰が当たったんだ。うつ病なんかになったんだ」

「あの時、変な霊がついてきたんじゃないのか？……」

グルグルと悪い考えが頭の中を回り、ひたすら、ひたすら、その感情の繰り返し。部屋に座っていても、リビングに差しこむ冬の柔らかい日差しが苦痛でしかなく、目に強い刺激を感じさせます。

日常生活の中で、五感で感じる情報や自然の刺激さえもが、体に直接的に、それも強く深くつき刺さる状態でした。カーテンを閉めきって外界から距離を置く事で、自分を守るのに私は精一杯だったのです。

その時は12月でした。巷では、ボーナスだとか、忘年会だとか、クリスマスといった具合に華やかさや楽しみがあふれていた時期でした。

キラキラと華やかで、私が1年で一番大好きな季節です。毎年12月には、子どもたちにプレゼントを買ったり、おしゃれをして熊本市街に出かけ、友人と楽しい時間を過ごします。

大好きな熱燗を傾け大満足。ほろ酔い気分のまま、ケーキ屋で家族にお土産を買っては、「あぁ、また買いすぎちゃった。ま、いっか」。

こうしてパワー充電をし、次の日も頑張っていました。

まさに、うつになるまでは…。正確には、たった3カ月前までは…。

うつになってからの私の生活は、トイレに行く以外はコタツの部屋でただ座って、ひたすら座っているだけでした。テレビもつけず音楽も聴きません。

日差しが痛く、カーテンも閉め切りです。時間が来たら、ただ薬を飲み、止まらない涙をひたすらひたすら拭くだけ。泣きはらした顔をタオルで拭くと、摩擦で顔はカサカサ、肌はボロボロ。泣き続けると、くしゃくしゃ顔で、気がつくと目じりや眉間にしわがくっきりと出来ました。

今でも思い出すと恐ろしいくらい、正真正銘の「引きこもり」状態でした。


「何で、お風呂に入らないといけないの?」

「何で、ご飯を食べなきゃいけないの?」

「何で、何で…」


そう、12月のある日。私の中のブレーカーが、一気に、「ドン!」、と落ちました。

この瞬間こそが、本当の地獄の始まりでした。何故ならば、何も分らないからです。何もって…、何もかも、です。

「ママ、何か臭いよ」と、3歳の長女が言います。

着替える理由。お風呂に入る理由。子どもでも分かります。

私、髪の毛を洗う理由すら分らないから、しません。ただ服を脱いで、夫に言われるままに、そのまま湯に浸かるのみ。すると見かねた当時8歳の長男が来て、私の髪の毛を洗ってくれるのです。

「ママ、そこ座って。きれいにしよう」

彼がどういう気持ちで、私の伸びきって不衛生な髪の毛を、その小さな手で洗ってくれていたのか考えると、今でも涙が出てきます。この間まで赤ちゃんだったような息子が、一生懸命、母親の髪の毛を洗ってくれます。

洗いながら、全く笑わなくなった私の顔をのぞいては、

「ママ、笑ってよ。ママ可愛いんだから」

と言い思いっきり変顔をしてくれていました。笑う事を忘れた母親に対し、きっと彼なりの精一杯の励ましだったのでしょう。

それでも私は、笑う事が出来ませんでした。と言うよりも「笑う」という行為そのものが、どうしたら出来るのか全く分からなくなっていました。だから、また悩んでしまうのです。

そして、ご飯の作り方も分からなくなりました。

「あれ？　わからん…」

台所に立つと、両手が止まります。

例えばカップ焼きそばの作り方。ふたを半分はがし、加薬とお湯を入れたら5分待つ。お湯を捨てた後にソースを入れ混ぜる。当然分っているつもりなのに、思考回路がシャットダウンし出来ないのです。

分からないから作り方を読みます。でも書いてある字が、しかも、ひらがなが読めないのです。

歯がゆくて悔しくて、思いっきり、熱湯の入ったヤカンをシンクに投げつけた事もありました。家中に跳びちった熱湯、手に跳ね返った熱湯にも動じないくらい、頭の中は悔しさでいっぱい。「悔しい」と字に書けば数文字ですが、そんな簡単な感情ではありません。原稿をパソコンで打ちながら思い出す現在でも、当時の事を文章として言葉に表そうとしても、簡単に当てはまるような言葉が見つからない、そんな状況でした。

収まらない怒りに対し、もう理性が効かず、もうどうにも出来ません。私は右手の拳で思いっきり壁をなぐったのです。何度も何度も何度も…。もう誰にぶつけようもない、体からあふれる怒りの感情は、全て自分自身に対して。

「どうして自分はこんな体になってしまったんだ！　もう、ダメだダメだダメだダメだ！　ダメだ！…」

止まらない右手の拳は、赤く腫れあがっています。

「礼子！　やめろ！　やめてくれ！」

必死に止める夫。でもぶつけようのないその力は、もう私の力ではありません。そうする事でしか、この感情をコントロール出来なかった。

その時の私の表情は、きっと見た事もない恐ろしい顔をしていた事でしょう。この世のものとは思えない顔をしていたかもしれません。

「礼子は、いつも笑顔が素敵だね」

そう言ってくれて結婚してくれた夫は、その変わり果てた私をみて、とてつもなく怖くて悲しかったはず。この間まで一緒に笑っていた穏やかで明るい家族がいたのに。

もう、その大切な家族が、ガラガラと壊れていく音が聞こえたようでした。

「認知症ですか？」

受診した時に、私は先生に真顔で尋ねました。

「先生、私、何も分かりません」

すると先生は、

「症状の一つ。病気のせいですよ（笑）」

私が、あまりにも真顔で聞いたからでしょう、先生は笑って答えました。


「うつとは…」


そんなこと看護師時代に病棟勉強会でもした事があります。自分で色々調べて資料を作って、スタッフに、「あーで、こうで。こんな、症状で。こんな風に対応する事が大切です」って説明したのです。

今思い返すと、本当に浅く、なんて一般的な教科書的な考え方であった事か。

教科書で知り、精神科医療現場を知り、事情は分かっていても、それはしょせん頭で考えた事でした。実際に自分が経験して、うつ病の真の恐ろしさを知ってしまったのです。

「こころのかぜ」

そんなの嘘です。本気でそう思います。

実際にうつになった人たちすべてが、私と同じ思いではないのでしょうか。何年も薬を飲み続けても一向に改善しない人。引きこもったまま受診しない人。服薬しながらも仕事続けている人。もちろん、この病気を克服して第二の人生を楽しんでいる人もいるはずです。

症状も服薬効果も人それぞれなので、私の症状の程度がどの程度なのか分かりませんが、看護師の立場から言うならば、入院すると「閉鎖病棟入院レベル」かも。だって、この後、「死にたい…」って、思い始める事になるのですから。

◇出来てしまった、お尻の褥瘡◇

次に私の体に何が起こったのか。

一般にいう「床ずれ」が出来ていたのです。どれだけ私が動かなかったのか、動けなかったのか、理解していただけるでしょうか。この「褥瘡《じょくそう》」で、また落ち込むのでした。

「褥瘡委員」

やってた、やってた、これも勉強会をやっていました。

患者さんの採血データ、体格、栄養状態等など色々な面からリスクを見つけ、毎日の予防策は？　マットは？　出来てしまった褥瘡はどうしたら改善するのか？　色々な面から皆で検討していきます。私も参加していました。そんな私に出来てしまったのです。

「私の栄養状態は最悪。体重は激減。除圧、してない。保湿、してない…。意外と簡単に出来てしまうんだね。35歳の体でも…」

お地蔵様のようにまったく動かなくなった私を見かねて、お姑さんが「気晴らしに、買い物行ってみない？」と声かけてくれます。

しかし、まず立ち上がる、着替える、髪をとかす、靴をはく、外に出る…。そういった一つ一つの当たり前の行動を「行う」、という意欲が消え去っていました。

そして何よりも太陽の光を浴びたくないのです。

「お義母さん、行けません」と一言、声に出し返事をするのがやっとという状態でした。

以前は、よくパンを焼いていました。あだ名で「ごしょパン」と言われるくらいに。

大好きなジャズを聴きながら、こねたり丸めたり、出来上がったパンを配ったりして周りに「美味しいね」と喜んでもらえるのが大好きでした。

そんな幸せの時間はもうすでに過去の栄光。したくても出来ない。意欲がない。飲まない。食べない。もちろん出る物も出ない。だからトイレにも立たない。生理的欲求の消え去った体に褥瘡が出来るのも必然でした。

◇外が怖いよ…。貧困妄想、罪業妄想、心気妄想…◇

「今は治療のために、仕事を休む時期なんだ」

そう理解していても、仕事もせずに家にいる状況は、社会から断絶され、何か悪い事のように感じられるのです。

自己崩壊してしまった自分を、世間に見透かされて笑われているように思えてたまらない。今まで自分が生きてきた中で選択してきた全ての結果が、今の自分を作ってしまっている。そうだとするならば、今まで自分が生きてきた意味って、本当にあったのだろうか？　そしてこれから先も生きる意味はあるのだろうか…。こう考えてしまうのです。

働かない自分はご飯も食べる価値がない、電気も使う価値がない。だって何にもしない人間だから。仕事もしていない、母親としても子どもたちに何もしてあげられない。1日中泣きながら座っているだけの人間って生きている価値があるのだろうか…。

主治医から言われました。

「典型的なうつ症状の一つでしょ？　看護師なら、それくらいは分かるでしょ？」

「働かざるもの、食うべからずって事？　それはおかしいよ」

そうなんです、分かるんです。分るんだけど…。

先生は分かっているんじゃないの？　慰めや優しい言葉をかけてほしい訳じゃない。同情してほしい訳じゃない。でも、何かが違う。

気がつけばその日はクリスマスでした。テレビをつけても、年末の楽しいにぎやかな番組ばかり。そんな時、何故だか分かりませんが、ふっと…、ある山に行きたくなってしまったのです。ボロボロの泣き顔のまま茶色のニット帽子を深くかぶり、ジャージを着て、ただただ、山に向かって歩いていました。とにかく人がいない場所へ行きたくなった…、というか、何かに呼ばれているような気持ちでした。

歩き始めてどれくらい経ったのでしょう、冷たい風が吹き抜ける落ち葉だらけの道を歩いていました。ドングリや木の実が沢山落ちていて、風が吹くと落ち葉が舞っている、その光景に久しぶりに「きれいだな」という感情になりました。

何故だか子どもの頃へ戻ったように、木の実を手に取り、じーっと見ていると自然と涙が止まります。懐かしいような、何故か母親に会いたくなるような気持ちになりました。実は、今の状況を母親にきちんと話をしていなかった事が心に引っかかっていたのです。

生まれつき心臓の弱い母親を悲しませたくない、心配かけたくない…話せなかったのは、そんな気持ちからでした。小さな、この木の実を手に取った時に思い出しました。幼稚園の時に一緒に手を繋いで遠足へ行き、一緒に紅葉の自然の中を歩いた事を。

「母さんはきっと助けてくれる。今までも私を一生懸命守ってくれていたように…」

小さなドングリは「娘」という顔もあった自分を思い出させてくれました。

きっと、母は私にこう言うでしょう。

「礼子なら治せる。いつか絶対に元気な礼子に戻れるよ…」

この日の夜、母親へ直接電話で伝える事になるのですが、私が思っていた通り母は言いました。夫から少し聞いていたとはいえ、娘本人から聞かされた言葉を直接耳にし、きっと動揺した事でしょう。

自分にも覚悟が必要で、この先待ち受ける途方もない闘病生活、抱えるかもしれない暗い未来も見えていた事でしょう。幼い孫たちの味わっている寂しさも苦労も…。

でもハッキリとした口調で母は言ったのです。

「来年、桜の花が咲く頃には、礼子は礼子に戻れる。ご先祖様たちも、ちゃんと礼子の事を守って下さる。ご先祖様総出で守ってくれる。だから安心しなさい」

私は、ドングリを拾いながら、歩き続けました。体力が落ちていた私は、すぐに疲れてしまい、途中のゴミ置き場にゆっくりと腰を下ろしました。眼下に広がるバイパスには沢山の車が行きかっています。世間はたのしい年末。


「もう、あの楽しい世界には戻れないのかな…」

「この山の中へ入れば…、私、どこへ行くのかな。だれもいない世界か…」

私の視線は山道へ入る方向を向いています。また誰かに呼ばれる気がしたのです。そうして20分くらい経った頃でした。


「すみません。あの…だいじょうぶ、ですか…?」


周りには3軒ほどの民家があり、その家の住人がゴミを出しにきたようでした。

「だいじょうぶ…ですか?」

もう一度聞かれた時、顔を上げゆっくり振り返ると、40代の外国人男性が心配そうな表情で私を見ています。

「何か、心配な事でもありますか？」

その人は自分の名前を名乗り、ゆっくり近づいてきて私の隣に座りました。

「怪しい者ではありません。だから怖がらないで下さい。私はKといいます。仕事は日本でしていて、ここに住んでいて…」

と、私が怖がらないように、ゆっくりした口調で話しかけてきました。


後で聞いたことですが、「ものすごく、何か思いつめている」、私の背中の雰囲気からそう感じたそうです。しかも、ホームレスのようにも見えたそうです。

「実は、わたしは…」

初対面の方にも関わらず、私は止まっていた涙の栓がポン、と抜けてしまったように号泣しながら自分の事を全て話してしまいました。今までの事、現状の事、悲しみ、不安…。

そうして1時間位経った頃でしょうか、Kさんははっきり言いました。

「大丈夫です。必ず治ります」


初対面のKさんでしたが、そう言われて、私はなぜか心が軽くなるのを感じました。過去に、彼自身がカウンセリングを受けていた時期がある事も話してくれました。

彼の住んでいたアメリカは、例えば日本では歯が痛くなればすぐ「歯医者さん」、という感覚で、悩みがあれば「カウンセリング」を、日常的に利用出来るそうです。

日本は「カウンセリング制度」に対しての敷居が高く制度も整っていない、だから簡単に薬に頼るし、助かる人も助からないと彼は言いました。


話を聴いてもらったり、一緒に考えてくれたり、Kさんと一緒にいたその時間だけ、少しだけ自分に戻れたように感じられたのでした。ここ最近、ずっと心の糸が張りつめた状態でしたから、ほんの数分でも、糸の張りがほぐされた時間を感じられた事は、素直に「嬉しい」という感情にもつながったのです。

そして、Kさんは続けて私にこう言いました。


「元気になれたら何が見てみたい？　世界は、熊本だけじゃないんだ。世界は広い。せっかく生きているなら、世界中のすばらしい景色や食べ物、音楽を楽しまないと、もったいないよ。病気は必ず治る。そしたら君は、今度こそ本当に、やりたかった事、やってみるんだよ」

「治ったら　本当に、やりたかった事を…？」

結局、話を聞いてもらっているうちに日が暮れ始め、さっきまで眺めていた山への入口の事は忘れてしまっていました。この後、また引きこもり状態となるのですが、この日1日だけ何かに呼ばれる感じがしたというのは、もしかするとKさんに話を聞いてもらい生きる希望をもらうためだったのでは…と、今では思っています。

Kさんの言葉も、その後の私の人生に大きな影響を与えてくれたのです。

◇とらわれる自殺願望の中…◇

とうとう来ました。頭にうかぶのです。一番恐れていた事。今まで、いろいろな症状に悩まされながらも、思考が鈍りながらも、「どうしたら治るのか」だけを考えていました。

「死にたい…」が来てしまったのです。

理性では抑えられない感情と現実の中での葛藤が始まっていきます。

勤務をしていた頃、閉鎖病棟にはそんな言葉を強く訴える患者さんもいました。その時の私は思っていました。

「何で、死にたいと思うのだろう。生きていたら、きっといい事あると思うよ。ちゃんと薬飲んで休養したら良くなるし…」

きっと、その患者さんも理性では抑えられない感情、病気との葛藤があったのでしょう。当時の私は、その言葉の意味と重みを全く分かっていませんでした。


「気持ちをしっかり持ちましょう」

「生きたくても生きられない人もいるんだから。そんな事、言っちゃいけないよ」

そんな薄っぺらい言葉ならかけないで欲しい。脳の思考回路が、病的にマイナスにインプットされている状態なら、どうあがいても、もがいても全てを悲観的にとらえてしまう、そんな状況なのです。

「うつ病は、なった人間にしか理解出来ない」という本当の意味を知る事になりました。

どんなに可愛い子どもたちや愛する家族がいたとしても、どんなに大切な友人がいても。人生にやり残した事がたくさんあるとしても、自分がいなくなった後の彼らの生活や人生なんて、全く考える余裕がないのです。

母親がいなくなった後の子どもたちの事を考えると、普通なら胸がかきむしられるでしょう。子どもたちの将来を見守って行きたい、一緒に幸せになりたい、こう思うはずです。


出産して初めてわが子の姿を見た時、愛おしくて涙が止まらなかった、そんな幸せがあったはずなのに、「うつ」という病気は、それらを根こそぎ全て奪い去っていくのです。全て、ひっくり返してしまう「地獄の世界」。

ご飯が作れない、字が読めない、片付けられない、というレベルではありません。

「生きたい」という、生物の根本的な欲求まで奪われていくのです。

そんな私にとって最後に出来る事は、ただ一つ。


「迷惑をかけないで、死ぬ」

ただそれだけ。そんな方法なんて本当はないのに、ほんの一時的なうつの魔物に、自分の人生を奪われ、引きずり込まれ負けそうになっていたのでした。

平成26年1月2日。その日がやって来ました。

睡眠薬の効果が切れ早朝覚醒すると、いつものように不安感、恐怖感、動悸等に襲われ始めます。自分でも分かりませんが、その後の行動は本当に「衝動的」でした。

衝動的に夫に、

「ちょっと、出てくる」

それだけ伝え、車の鍵を手に取りました。「出ていく」、と言ってもまだ暗い明け方の4時。夫はただ「わかった」と言いました。これから、自分の奥さんが子どもを残して向かおうとしている場所。彼もこれから起きてしまう現実に怖くてたまらなかったはずです。

分かっていても私を引き止めなかった理由。

「信じていたから」と、後に夫から聞きました。

自分の車で向かった先は、私が回らない思考で考え抜いた、たった一つの場所でした。そこへ行けば、確実に命がなくなる場所でした。

中途半端な方法では、後遺症を残したり、救急搬送され救命処置をされた後は、せいぜい精神科の保護室行きでしょう。自殺失敗では保険金も出ない事も調べました。職員からは、

「あの人、看護師さんらしいよ」

「何やらかしたの？」と、ステーションでの話のネタにされるのがオチだと思いました。

どこかに、何かに、救いを求めたい。どこかに突破口があるのではないか、そして、この地獄から抜け出すヒントがあるのではないか、どこかに治してくれる先生がいるのではないか。

そんなひとすじの光明を探しているのです。

そして本当は一番知りたかった事は、

「うつを克服して、第二の人生をいきいきと、楽しく生きている人が本当に存在するのか…」

携帯電話を握りしめ毎日、検索していたのを思い出します。


「うつの克服方法」

「うつに効く食べ物」

「うつを克服した人」

そして、「死ぬ方法」も…。


誰か助けて、誰か助けてって…、この気持ちを本当に理解してくれて一緒に考えてくれる人を探していました。朝も、昼も、夜も…。そして、いつの間にか携帯を握りしめた指にマメが出来ていた程でした。


決めていた場所へたどり着く。

お正月の早朝。車はほとんど通らず、一面に霧がかかり怖いくらいに静かでした。空は、薄雲がかかり日の出はまだの様子。レッカーの際に迷惑かけてはいけないと鍵を付けたまま、車を降り、一歩一歩進みます。

真冬なのに寒さも感じません。足も、全く震えません。何故なら既に覚悟は決まっていたから。下をのぞくと、暗闇に吸い込まれるように、「ゴー…」と一気に風が吹きぬけ、体がよろめき引きずり込まれそうになります。

そこで自ら命を落とした人たちが「はやくおいで、楽になろうよ」って手招きしているように。

「行こう…もう何もかも終わらせよう」

「今ここで、死ぬのか。それとも…」

あと数歩、進めばもう楽になれる。もう苦しまなくていい。そう思ったその瞬間…。

すーっと、雲の間から1本の光が下に降りてきました。夜明けまで、まだだと思っていたのに、突然、雲の間から日が昇り始めたのです。

まるで、私の生きる道を指してくれているかのように、1本、2本、3本…と、光の線がふえ、私の最後の場所になるはずだったその場所に、放射線状にいっきに視界一面の美しい光の絨毯が広がりました。

「うわぁ…、きれい！」

その時、一瞬だけ、ほんの一瞬だけ冷静になれたのです。闇の中にいた私は、これまで光を見ると目が痛くなっていたけど、この時、私の目の前に現れた光は、強烈に美しく、強烈に暖かく、久しぶりに「きれい…」という「感動」を感じる事が出来たのです。

「あれ、わたしに感情が戻ってきている」

もう少しだけ生きてみる事を決め、足を止めました。

それから、どれくらい時間が経ったのか分かりません。ふと我に返ると、もう正月の道路には車が行きかっていました。現実に戻ると急に寒気が走り「寒い…」。ブルブル震えながら急ぎ足で車に乗り込んだのでした。

なんとか自宅に無事に着くと、夫が私を抱きしめてきました。

「よかった…」

飛び出して行った私の車を追いかけたものの、見失ったらしいのです。

実家からも何十件もの着信履歴が残っていました。私の小さな軽自動車は、あっという間に暗闇に消え、明け方前の静かな国道は、その時ばかりは「死への道路」に見えたそうです。

夫がいくら探しても見つからないはず。私は夫が予想もつかない場所へ向かっていたのですから。通帳の暗証番号も保険証の場所等もノートにまとめ、お世話になった方々へ遺書を書き、いつか夫が開くであろう引き出しにいれ、その後を託し準備して出たのです。

実家へは夫の口から私が無事に家へ戻った事が伝えられました。電話口で母親と夫は言葉にならない言葉で話している様子が、苦しいくらいに伝わってきます。

私は自分の口から両親へ伝える事が出来ませんでした。

「ごめんなさい…」

冷え切った体を温めながら、自分が衝動的に起してしまった事の重大さを感じたのでした。

なんという事を私は、やってしまったのか…。

「まさか自分が、何で自分が」

きっと亡くなってしまった後に後悔している方も沢山いると思います。「自殺」してしまう人の中には「衝動的に」自らの命を絶ってしまう事があります。

万が一、生き残ったとしても、大きな後遺症を残す結果となり、第二の苦しみが待っているかもしれない、頭でわかっていたとしても、それでも理性では止められないのです。


肉体はなくなったら終わり。しかし魂は残っています。もしあの時私の命が消えてしまい、事の重大性に気がついた時には、もう魂の叫びだけです。

「後悔」以外の何ものでもなく、この世を生霊として彷徨っていたでしょう。

私は、あの瞬間の暖かな光の絨毯に体中を包まれた瞬間、

「とにかく生きろ、希望をすてるな！」

神様がこの事を、私に一生懸命伝えてくれているとか思えませんでした。それから足首が温かくなったのは、ご先祖様が足を止めるために来てくれていた様な気がしたのです。


思い返すと、当時よく「夢」を見ました。夢とは時に現実か夢なのか分らない事が起きるものです。

私が今でも忘れられない夢。それは、父親と同じ顔の、くっきりした顔立ちのお侍さんが仁王立ちし、頭から血だらけで強い目力で私をグッと睨んでいるのです。ふり乱した髪の毛から戦の後だと分かります。これ以上ないというくらいのものすごい形相で…。

その袴の裾には保育園当時の小さな長男が私の方に行きたい、と小さな手で握りしめてわんわん泣いているのです。あまりにも父親に似ている方だったので何かの戦で命を落としたご先祖様ではないか、と直感で感じました。きっと、

「お前が死ねば、この子も後を追うぞ、本当にいいのか！」

という強いメッセージだったのでしょう。亡くなった祖父もよく夢に現れては、優しく微笑んでくれました。

後に、母が言いました。

「人間は一人で生きているんじゃないんだよ。家族は支えあうために存在しているんだよ。礼子が今、生かされているのは今まで命を繋いでくれた沢山のご先祖様がいるから。命を繋ぐためにご先祖様総出で礼子を必ず守って下さるから。絶対に生きる事をあきらめるんじゃないよ。そして母さんも礼子を命がけで守るからね…」

母が自身の幼い頃の話をしてくれました。小学生の時、運動会で突然心臓発作を起こし意識不明になり、生死を彷徨った事。天草の御所浦という離島だったため病院も無く両親に大きな心配をかけながら成長した事。

貧しい家庭であったため、父が北九州へ炭鉱の出稼ぎにでて一生懸命に、お金を稼いで神戸での心臓手術治療費に充ててくれた事。しかし過労のために仕事中、高い鉱山から真っ逆さまに転落。突然の大好きだった父親の死を目の前にして自身も「自分の病気さえなければ父は…」と悔やむ時期を過ごした事…。

初めて聞かされるご先祖様の話。自分の命が繋がってきた経過…。

母は私に命の尊さを伝えてくれました。私が、どんなに大粒の涙を流しても母は涙一つこぼさず、しっかりと私の目を見て話します。絶対に娘を死なせたりしないんだ…という強い気持ちが体中から伝わるように…。

そうして受け継がれた私の命にも、子孫へ繋ぐ「使命」があるんだ…という事も心から知る事となったのです。

4章

出会い

◇新しい先生との出会い◇

平成26年1月。実母と夫に引きずられるようにして、私は車でC病院へ向かいました。正月明け早々に予約のとれる病院があるわけがなく、この時は、文字通り藁にもすがる思いという状況でした。もう心も体もボロボロでしたが、私にとって最後の日になるはずだった、あの日の、あの場所の光景を思い浮かべながら、こう祈りました。

「神様、お願いします。どうか今の私に必要な薬、そして信じられる先生、私が治るために必要な全ての事を、どうか私に下さい。本当は死にたくない。生きていたい。生きて、やりたかった事やりたい！」

強烈な心の底からの願い、もうその「神様に願う気持ち」だけしかこの時の私には残されていなかったのです。

とはいえ、新患だったのですぐには診てもらえません。「うつの症状チェックシート」記入用紙を看護師さんから渡され、頭が回らないまま、現在の心の状況を隠さず素直に記入しました。見事なまでの高得点。今の状態が、まぎれもなく「重度」である現実が自分でも分かりました。

確実に「重度」と判断されるものと確信した様な表情をする看護師の夫は、下を向いてもう言葉が出ない様子。病院の大きなガラス窓から見える風景は枯葉舞う冬の景色そのものでした。

「わたし、もう落ちるところまで、落ちちゃったんだな…」

自分と同じ表情でいる順番待ちの患者さんを見ていると、もうこの現実を受け入れざるを得ない状態でした。待合室で2時間くらい待った頃でしょうか、受付番号で診察室に呼ばれました。私は自分の気持ちを上手くまとめて話す事が出来なかったため、先生に見せようと書いたメモ紙を握りしめていました。

先生に一生懸命説明する夫、それを不安そうに見守る母の姿、私の目をしっかり見て話してくれる先生の顔がそこにありました。

ただただ流れ出る涙を拭きながら、先生をじっと見ている私。先生は、ひと通り話を聴いた後、泣きはらして死んだような私の目を見て、はっきりとこう言いました。

「あなたは絶対、治ります。絶対に」

この先生の声が、強烈にこころに響いたのです。

私の体のすみずみまで染みわたるような言葉でした。生まれて初めて聞いたような気がしました。私は、その一言が欲しかった。この先生を信じてみよう。神様が私に必要な医師と薬を、「今日」与えてくれたのかもしれない。

この先生にとっては、その日受診した患者の一人に過ぎない私に、医師としてお決まりの「言葉」を伝えてくれただけなのかもしれません。しかし、この先生は確かに私の目を見てくれている、パソコンではなく私の方を見てくれている。それだけが本当に嬉しかった。

「信じてみよう」、という素直な気持ちになれたのです。

「願えば　かなう」

歴史上の偉人や成功者、また偉業を成し遂げたスポーツ選手等からよく聞く言葉、夢をかなえるために、あたりまえのように言われているこの言葉でしたが、私にとっては、この「言葉の力」を、この日を境に、体や心の変化を通して実感し始める事になるのです。

その日処方された薬は、睡眠導入剤1錠と、抗うつ薬1錠。その抗うつ薬の一番の副作用は「眠気」、そして「体重増加」です。眠る前に、この2錠を服用する事で、うつの治療をしながら、夜も眠れるようになる、と先生はちゃんと説明してくれました。

「絶対に治ると思って、これを飲んでください」

暗示をかけられたように、その日から寝る前に鏡に向かい声に出します。

「私は、これを飲めば治る。これを飲んだら、朝まで眠れるんだ」

以前の病院では10錠以上ものお薬を処方されていた私でしたが、「沢山服用するから早く治るわけではない」という事実。そして増薬は簡単に出来るけど減薬、断薬には慎重に行っていくのが精神科のスタイルだと知っていました。

ですから渡されたこの量に疑いはありませんでした。

そうして、「ママと一緒に寝たい！」と泣くわが子をなだめながら、「必ず、この子たちを抱きしめて穏やかに眠れる日がくる」、そう願い、睡眠環境を整えるため一人別室の布団に入るようになりました。

その日から、信じる気持ちで服薬出来るようになった事もあり、なんとか朝方まで眠れるようになり、起きかけ時に必ずあった動悸などの症状が、わずかに軽くなるのが感じられました。睡眠の質が起床時の精神状態にこれほど直接的に影響するのかと、驚きました。

そうして1週間後の再診日。もちろん「魔法の薬」なんてあるわけもなく劇的変化はありませんが、薬を飲みながらでも夜眠れるようになった事だけでも本当に小さな希望の光で、前へ進む一歩を与えてくれたのです。

その日から抗うつ薬は2錠に増え、その効果が表れるまでの繋ぎとして抗不安薬が毎食後処方されました。

「薄皮を1枚1枚剥がすように、ゆっくり治ります。だから焦らなくていいんです。今は薬が多いように感じるかもしれないけど、抗うつ薬の効果が現れたら、抗不安薬も睡眠導入剤もいらなくなるので、大丈夫ですよ」

うつには波があるのは当然で、昨日は動悸が落ち着いついていても、今日はひどかったりします。治療過程は薄皮をゆっくりと、そっとそっと優しく剥がすように…なのです。

しかし、一進一退という状況にも陥ります。時々、「自分は価値のない人間だ」「もう死んだ方がいいのではないか」という恐ろしく邪悪な感情にも振り回されるのです。

だけど、1日に数回ふと、先生の言葉を思い出しては「治るんだ」と言葉にして、しっかりと自分に言い聞かせるのでした。

35歳で実家に帰る

「入院」。

それは、私にとって100%避けたかった事。入院する事で、現実から離れて療養に専念出来る事は大切な事ですし、確かに改善していく人も見てきました。

しかし私の場合は、職業柄ゆえか、入院する事を余計にストレスに感じたのです。

自分の病気や症状が申し送られ、診療記録に残され、看護計画が立てられたり、ディスカッションされる…。

「嫌だ、嫌だ。絶対に嫌だー」

入院する事で余計な妄想にかられ、精神状態が悪化するリスクがあると自分で判断しました。

「入院だけは避けたい」と夫に懇願しました。しかし、もし私の身に何かあれば「結局入院させておけば良かったんだ」と家族に大きな後悔をさせてしまうかもしれない。

「とにかく入院は絶対に嫌だ」

私は実家に帰るという選択をしたのです。

あの「希死念慮」の波が来るたびに「車で飛び出してしまいたい」、こんな恐ろしい衝動に駆られます。そのため私の車は乗れないように実家の奥の駐車場に預けられました。

実は、あの1月2日。衝動的に飛び出したあの日、私は道路を逆走してしまったのです。そもそも感覚が正常ではなかった時に運転するのは無謀だったのです。

「あれ、どっちを走るんだっけ？」

ふと我に返る時まで、奇跡的にも対向車が1台も来る事がなかった事。誰も巻き込まず、そして事故を起こすに至らなかったのは、もう「奇跡」以外の何ものでもないと今でも感じています。

私は厳しい実家暮らしが嫌で、看護学校へ入学すると同時に寮生活を始めました。ところが、病気を治すために、こうして15年ぶりの実家暮らしが始まりました。

信頼出来る先生と薬に出会い、治療を始めた2週間後の、まだ寒い1月下旬からでした。

私の父は肥後もっこすで、典型的な亭主関白です。私の大きな目が父親とそっくりだと言われるのも嫌だったし、父から理不尽な事をきつく言われる母がいつも可哀想に感じていました。出産で里帰りしなかったのもそういう理由です。

30数年間、家では挨拶するかしないかの冷めた親子関係だった「父」と「私」でしたが、今回実家へ帰ると、もうそんな厳しい父の姿はありませんでした。

両親や周りに甘える事のなかった私が35歳でうつ病になった、聴診器ひっかけ白衣に身を包み仕事をしていた私が、引きこもりで無職になったのです。

さらに自分で髪の毛を洗ったり、一人で出かけることすら出来なくなったわが娘を見て、父も相当ショックだったのだと思います。

私が母の軽自動車に乗せられ実家に帰った日の夜、父は何も言いませんでした。というより、あまりに変わり果てた娘の姿を見て、掛ける言葉のひとつも見つからなかったのでしょう。

「これ…、食べてみらんか、これは、どうや？」
「風呂で温まったか？」
「子どもに電話せんで、よかと？」

時々思い出したように、ただぽつりと心配げに声をかけてくれる父。茶の間で、死んだような目でぼーっとしている私の隣で新聞を読みながら、ただただ座っている父。

その姿は、もう私が憎んでいた父の姿ではなかったのでした。この人の娘に産まれてこのかた、当たり前の親子のように、優しい言葉をかけてもらった事のなかった私。

それゆえ、これまで憎んでいた事への反省と、今まで何不自由なく育ててもらった感謝の気持ちが心から込み上げてくるのでした。孫たちに対しては優しいおじいちゃん顔を見せる父は、子どもとの関わり方が分からずに、ただ不器用な人間だったのかもしれません。


その頃、3人の子どもたちの食事や送り迎えなどは、夫と夫の両親に面倒をみてもらっていました。毎晩電話口で伝わってくる子どもたちの辛さ、母親が突然家からいなくなった事の寂しさ、甘える事を我慢している気持ち、これらが言葉に出さなくとも十分すぎるほど伝わりました。


「ごめんね、ごめんね。ママ、ダメだね…」

ただでさえ涙が止まらないのに、でも涙声がばれないように努めて冷静に話をするのが精一杯でした。

20歳で実家を離れた後、15年ぶりの地元生活。昔の知っている人が殆どいない環境に置かれる事で対人恐怖症もすこし和らいできました。

私が病気になって一番分からなかった事。それは、「休み方」でした。

ガソリンが切れてしまった体には、まずは「睡眠・休養」が一番大切だと頭では理解していても、「社会には働いている人が沢山いるのに、こんなに休んで自分は怠けている」、と強烈な焦りや罪悪感がこみ上げ、根拠のない不安感に襲われ始めるのです。

そんな気持ちを紛らわすように一歩外に出てみました。小学生時代の通学路、子どもの頃に見つからなかった探し物をするように、ゆっくり歩いてみました。

よく友だちと、オタマジャクシを探して遊んだ川、隠れんぼをした大きな土管。落書きをして怒られた歩道橋。小学校の隣の古い神社にもお参りに行きました。

母とは、私が生まれる前に亡くなってしまった祖父の事、1年生の時に亡くなった天草の祖母の事、沢山の思い出を語り合いました。小学生以来になりますが一緒にお風呂にも入りました。

子どもの時に甘えられなかった分を取り戻すかのように、母は何一つ出来なくなってしまった私と、日常生活動作の一つ一つを一緒に行ってくれました。

しかし時間的余裕により体は休めても、私の頭の中は休息出来ずにいたのです。結局は、今の苦しい時間を少しでも忘れたい、紛らわせたい、どこかに治る方法が、と探し続け焦る気持ちは変わらなかったのです。

でも、やはり私がふと思い出すのは、こんな苦しい状況でも、

「薄皮が1枚1枚剥がれて本来の自分に戻りつつあるんだ」

という先生の言葉でした。わずかな希望を奪い去ってしまうような孤独感の波に襲われた時には、母の背中にしがみついて泣いた夜もありました。

35歳の自分。母親。嫁。妻。看護師。色々な顔を持ち生きてきた自分が、初めて「娘」の顔に戻れた時間だったのかもしれません。

◇異常な食欲と体重増加◇

50キロを切っていた体重が、あっという間に5キロ以上は増えた…、というか元の標準体重に戻りました。久しぶりに母の作る美味しい食事。

私が美味しそうに食べる姿がきっと嬉しかったのでしょう、たくさん作って食べさせてくれました。ジャガイモの皮むきや野菜の切り方など主婦として当たり前に出来ていた事が全く出来なくなってしまった娘に対し、一緒に台所に立って教えてくれました。

裏の畑に植えてある野菜を父と一緒にとり、手先を動かし、土いじりをしました。

夕飯の、みそ汁の中に入れる具材の分量が理解出来ず、野菜だらけのみそ汁を作ってしまった事もありました。

「まあまあ、美味いたい」

笑いながら食べてくれる両親の笑顔を見ながら、野菜がゴロゴロとはいった見た目の悪いみそ汁でも、なぜだか美味しかったのを覚えています。

「これも症状の一つ。治れば、また大好きなパンづくりだって出来るんだから…」

どうにか自分をなだめながら、久々に両親と一緒の時間をゆっくりと過ごしたのです。

しかし、この時いったん戻ってきた生理的欲求である「食欲」のスピードは止まらなくなったのです。

食べても食べても、落ち着かない。過食症ってこんな感じなんだな…と他人事のよう感じていました。毎日3食、そして歩きながらでも菓子パンをペロリ。妊婦のように心窩部からお腹が出てくるだけで、満腹という感覚にならない不思議な状態でした。

簡単に60キロを超えてしまい、膝には肉離れの跡がくっきり。これはお薬の副作用だけでは有りません、代謝低下に運動不足。

パニック時の嫌な汗はかいても、運動による汗は1滴もかかない、しかも慢性便秘で排泄力がなかったので身体にカロリーが蓄積していくのは当然だったのです。

「人間って、こんなにも一気に太れるものなんだな…」

当時の写真を1枚もお見せ出来ない事には説得力に欠けるかもしれませんが、そういう精神状態ではなかったので残していません。

あまりにも無残な体重増加をしてしまったので主治医に相談したところ、「効果と副作用、どちらをとりますか?」と言われました。もちろん迷わず「効果です!」と、はっきり答えましたが…。

「治る」という代償に「太る」事があるのなら、正直苦痛ではなく、「食べたい」欲求が消え去って激やせしたあの日より、むしろ食べたい物を食べられる事に「人間らしく生きている」という感覚を味わっていたのです。

化粧水をつける事を忘れた顔は乾燥しガサガサ。動かないので代謝も落ち、摘んだお腹や太ももの贅肉はとても冷たかったのを覚えています。まさに人間一人が入れ替わったような別人になりました。

過食症に陥った私は、家に食べる物がないとイライラし始めます。食べるためには一人で歩いて外に出て、お店で買い物をしなければなりません。

「外に出たくない」という恐れの気持ちよりも「食べる物が欲しい！」。異常な食欲が勝ってしまった私は、思い切って近くの店まで歩く事にしたのでした。

人目が怖い、誰かに「うつ病」とバレるんじゃないか、そんな妄想に振り回されながら歩き続けます。何とか店に到着。菓子パンを大量に籠へ入れてレジへ並ぶと、店員さんが言いました。

「958円です」

当たり前のように、財布からお金を出すであろう私を見ています。

「958円…？」

ここでもまた思考低下、いや停止。どのコインをどれだけ出せばいいのか全く分からないのです。頭では分かっていても、必要な分を数える事が難しかったのでした。

とっさに1000円札を出しました。店員さんは何事もなかったように私にお釣りを渡してくれました。小さな子どもが初めてお使いする時のように、いやそれ以上に、全身が緊張してしまいました。

お金の計算も出来ない35歳の自分、全然出来ない自分。悲しくて悔しくて、迷子の子どもの様に泣きじゃくりながら帰りました。

一つ一つの事を、何とか自分でやってみようとしても、出来ない現実を益々突きつけられる。自信をなくしていき、時に「生きる自信」すらなくしそうになるのでした。

生きるのに自信なんかいらない、命があるだけで本当は素晴らしい事なのに…。

気力がなくても食欲は衰えません。リビングのソファに座ると、お腹周りの贅肉が浮き輪の様にガッツリつかめて、太ももの間には隙間すらありません。歩くと膝が擦れるしヒリヒリします。お腹も揺れます。腕も昔の太ももくらいに太くなり、お風呂に入るたび子どもたちに、「ママ可愛くないね、デブッチョだね」と笑われていました。

昔の私はどこへ行ったのか…。綺麗にお化粧をし、肌も手入れし、1歳でも若く見られたくてこっそり努力していたあの日。そんなのは、はるか過去の栄光でしかなく一気に老けこんだ自分。

そんな私に先生は言いました。

「それが症状の一つなんです。治ると必ず症状は消えます。食欲があるとき、どんな物を食べていますか?」

私が食べているもの…?

天草の御所浦という小さな島で産まれ育った母の作る食事は自然食が多く、子ども時代にはテーブルに揚げ物やお肉がないと、「何も食べる物がない」とわがまま言っては困らせていました。実家で療養をしていたこの時は気づきませんでしたが、後に私に「食生活」の大切さを改めて気づく事となるのでした。

◇最愛の子どもたちへ。ママは愛情が分らない…◇

1月の後半に実家に帰り、しばらく落ち着くともう大丈夫のような気がしてわが家へ戻り、わが家で自信をなくしては実家に帰る、という状態を繰り返していました。

私のやりたいようにやったらいいよ、と母や夫は何回も送り迎えの往復の日々。

家に居るのか居ないのか分からない母親を見るにつけ、子どもたちも本当に辛かったでしょう。しっかり者の長男は夫が出張で不在の時は、「僕がパパの代わりに皆を守る」と言ってくれる頼もしい子でした。当時まだ8歳、不安で私に伝えたかった事もたくさんあったはずなのに。

「ママの元気がなくなったのは、僕たちが喧嘩ばっかりしたからでしょう？　もう喧嘩しないからごめんね」と言ってきた事がありました。

この子がお腹にいると分かった時から今まで、出来る限りの愛情を注いできたはずの自分。それが…、その時は、この子の言葉を聞いても全く愛情が感じられなくなっていたのです。

その感情は時には、「遊びに行きたい」とせがむ3歳の長女を他人事のように見送ってしまった事もありました。普通は3歳の子どもが一人では危ないから一緒に付き添うのが当たり前ですが、その時は「心配する」という感情が消えていたのです。

何事もなく無事に帰ってきてくれた娘ですが、自分にとって何より大切な存在の子どもにですら、そんな無責任な対応をしてしまうのでした。

母親らしいことが出来ないなら、せめて、この子たちのために、うつ病を治す事が私の仕事なんだ、そう言い聞かせる日々。

熊本の2月は、まだまだ体の芯まで冷え込む日々があります。その日、家から5分くらいの橋まで1年生の次男を迎えに行ってみようと思いつき、気合をいれ頑張って玄関のドアを開けたのです。動悸をこらえて、玄関のドアを開け何とか一歩一歩、ゆっくり歩きました。

ただ歩くだけで、そんなにも勇気を振り絞らなきゃならないのか、と不思議に思われるかもしれませんが、車の音、通り過ぎる人の声、太陽の光、それらすべての刺激が敏感に体につき刺さる、それが、うつの症状。

次男を待つ時間が途方もなく長く感じ、次第にそわそわし家に帰りたくなってきました。

「やっぱり、まだ自分には無理なのか…」と気弱な気持ちで何度も自宅に引き返そうとした、その時でした。

「ママー、ママー、ママー！」

遠くから、茶色のニット帽子を深くかぶった私の姿を見つけると、嬉しそうに思いっきり手を振る次男の姿がみえました。

黒い大きなランドセルと真新しい黄色い帽子姿の次男、家で見る姿よりも小さく見えます。


「お迎えが出来た！」

今日の目標「自分で、お迎えに行く」という事が達成出来た喜びで涙があふれました。息子は周りにお友だちがいない事を確認すると、ティッシュに包んだある物を制服のポケットから取り出しました。そして、そっと見せてくれたのです。


「ママが元気になりますように」

大きなお目目の笑顔で、こっそり見せてくれた物。それは、学校給食に出た小袋のイリコやマメのお菓子でした。これをママに食べさせたら「元気」になってくれるはず、だから先生に内緒で持ってきた。教室のティッシュに、誰にも見つからないようにそっとくるんで持ってきた、と言うのです。

「ありがとう…」

子どもたちには私の存在が必要なんだ。やっぱり生きなきゃダメだ。

そしてこの瞬間、子どもに対しての「愛情」という感情が少し戻ってくるのを感じたのでした。

梅の花咲く時期の事。長男が背中の後ろに何か隠しています。何かたくらんでいるようですがニコニコ笑っています。

「ジャーン！」

花のついた小さな梅の枝を、私に見せて言いました。

「お花きれいだから、ママにプレゼントね！」

「元気になったら　ぼくと一緒に遊ぼうね！」

自分のブルーのキャラクターコップにお水を入れて、テーブルに飾ってくれた事がありました。ママが綺麗な花を見たらきっと元気になる。きっと彼は「ありがとう」と喜んでくれる笑顔の母親の顔を期待していたはず…。

しかし、その時、理性の利かないイライラに襲われていた私は、あろうことか、その飾ってくれたコップを右手で強く握りしめ、

「いらない！」

思いっきり外に投げ捨ててしまったのです。彼のキャラクターコップは無情にも　芝生の上に転がっていきました。

ハッと我に返り、長男の顔を見ると大きな目に涙をいっぱい溜めて、泣くのを必死に我慢しています。言葉に出さなくとも、彼の気持ちは痛いほど分かるのに、その時の私には何一つ言葉が出てこなかったのでした。

私が自分の感情を抑えきれずやってしまった事は、「ごめん」なんて簡単な言葉では済まされない。母親を想う彼のやさしい心を、私はバッサリと切りつけ、深く心を傷つけてしまったのです。

ぶつけようのない後悔の想いを抑えながら庭に散らばり、萎れた梅の枝を、両手でゆっくり

拾い上げました。そして同じコップに水を差し飾りました。
一言も発せず、交わす言葉も見当たらず静かに息子と2人で花を見つめていると、さっきまで萎れていたその花が、ぐんぐん水を吸い上げ、

「ふわっ」と花を開かせたのです。小さな花びらが確かに揺れたのです。

「うわ、綺麗…」

花が開く瞬間、私は生まれて初めて見ました。その時、感じたのです。
この花も一度は、水がなくなり枯れかけた。でも、水を与えたら、また綺麗に咲いたじゃない。その小さな花びらは私に、「大丈夫、また元に戻れるよ」と一生懸命に教えてくれているようでした。

◇1冊の本、言葉との出会い◇

今の家に引っ越して早8年。屋根裏倉庫には看護雑誌や教科書、積んだままの古い本がその

ままでした。働けない自分に何が出来るか考えた時、不要な物を売って生活の糧にしようと思いつき屋根裏の片づけを始めたのです。

と言うのは半分、あと半分の目的は「遺品整理」のため。最後は出来るだけ身の周りを整理し迷惑を掛けないように…と。

今考えても不思議ですが「希死念慮」に振り回されるという状況は、理性が効かなくなり、こうして衝動的に襲われるのです。それがいくら症状の一つと分かっているとしても、大きな波にのまれて溺れそうになるのです。

ただ救いだったのは子どもたちの存在でした。彼らのために生きよう、と決心してからは、どんなに波に溺れても、もがき這い上がる事が出来るようになってきていたのでした。

そんな時「1冊の本」が私の目に留まりました。というより光って見えました。まるで「見つけてよ!」と言われたかのような強いメッセージをこの本から感じたのです。その本に吸い込まれるように自然と手が伸び、恐る恐る取ってみると…、

「マーフィ100の成功法則」という本でした。

この中に書かれていた次の言葉が私を「蘇生」させました。


「あなたの望む事を明確に肯定する事によって奇跡的効果が得られる」

「祈りをしているうち、感謝の気持ちが生ずるならば、その祈りは必ず叶えられる」

「潜在意識に願望を送り込むには、それを視覚化する事が最も効果的なのだ」

そして、

「あなたを作ったものは、あなたである。あなたを変えうるのもあなただ」


私は、後頭部をガツンと殴られた感覚になり、しばらく呆然としていました。この日この言葉との出会いによって、また生きる光を見つける事となるのです。

最後になるはずだった、冷え切った深いあの場所で心の底から願った「私が治るために必要な全てを欲しい」。そう強く心から願う私の祈りが通じたような瞬間だったのです。

この事実を「そんなに簡単にいく?」、疑う方もいるかもしれませんが私はそう思いません。

「絶対、這い上がるんだ」、と強く心に決めたからこそ出会えた言葉なのではないかと思います。

むしろこの言葉との出会いの代償として「うつ病」を体験したのではないか、とさえ今では感じるのです。

しかしこの辛い状況の中で一体どうやって、「感謝の気持ち」を持てというのだろうか。無謀だ。

とはいえ一回、冷静に振り返りました。

たしかに生きる希望を失い、一人で何も出来なくなってしまった。でも自分には家族がいる。両親がいて療養に専念出来る環境がある。信じられる先生もいる。自分で歩いてトイレに行ける。見える目、聞こえる耳がある。雨風をしのげる家がある。

考えてみたらこんなにも恵まれているじゃない。失ったものも沢山あるけれど、今私が生きてここに存在している「事実」があるじゃない。自分勝手に生きているんじゃない、神様に生かされているんだ。

その事に、まずは「感謝を心掛ける」事から始めてみよう、と。

マイナスの感情が出てきても絶対口にしません。昔の人は「言葉は生きている、むやみやたらにマイナスの言葉を使ってはいけない」とよくいったものです。

言葉に気を付ける様になると、なぜか不思議な事が起こるようになってきたのです。劇的変化ではありませんが、今日は自分でご飯が炊けた、一人で店の入り口まで行けた、テレビを見られたという、ささやかな真実。

もう全てが奇跡。大人だけど中身は子ども。その日出来る最大限の努力をし、少しずつ出来る事を積み重ね、一つ一つ自信につなげていきました。

出来るようになってきた事を素直に喜び、少しずつ「有難い」が言えるようになりました。というより敢えて言葉でちゃんと言うようにしました。

悔やみっぱなしだった時間が、こうして少しずつ感謝の時間へと変わっていったのです。

「書いてある事が理解出来ない、集中力が続かない」等の症状を改善していくために「本を読む」練習から始める事にしました。

まだ、殆ど外に出られなかったので必然的に家で本を読む時間が増えていったのです。女性の生き方、健康について等、ますます知りたい事が増えて、今までの生活の中になかった「読書の時間」が増えてきたのでした。

もちろん「うつ病について」の本も沢山読みました。専門家の本も、隅々まで読みました。隅々まで…。しかし、私はとても重要な事に気づいたのです。

「…で、どうやったら治るの？」

確かに、専門家や偉い先生が書いた専門書は沢山あります。

「うつとはこんな症状で、こんな薬があって、こんな治療です。こんな対処をしましょう」と書いてあります。しかし自分がうつになり、本当に本当に知りたかった情報。それは、

「本当にそれで治るのか、治った人は存在するのか、その人はどうやって治ったのか、その人間は、その後どう生きているのか…」

教科書にある一般論ではなく、生の声が聞きたい！　この暗く冷たい地獄から、どうやったら完全復活を果たせるのか？　仕事が出来るのか？　じゃ、どうやって、そうなったのか？

これ等を成し遂げたそんな人間の存在を知り、「自分にも出来るかもしれない」という自信

が欲しい、その存在を生きる希望の光にしたいのです。自分の人生にも希望を持ちたいのです。

昼間は暖かな日差しが感じられるようになったある日の午後、近所の田んぼ道を散歩しながら心にふと浮かんだ事があります。

「私が完全復活をしたら、私の体験を伝えたい。それで、誰かが自殺を思い留まったり、生きる希望を感じてもらえるきっかけになるのかもしれない。病気というのは人を苦しめようとか、殺そうとして起こっているのではない、自分自身と向き合う大切な時間を神様からいただいているんだ、って気づいてもらえるかもしれない。それを伝える事、それが私の第二の人生の使命…」

それまで、遺書のような内容だった日記は、この日を境に「生きる目的」を綴る日記、そして原稿へと変わっていったのでした。

5章

地獄の日々を抜ける！

◇突然トンネルの闇が明けた朝◇

忘れもしません、平成26年2月25日。この日いつも通り目覚めると、毎日カーテンの間から突き刺さるようだった〝朝日〟が、少しだけ柔らかく感じられたのです。光を見ても眩暈《めまい》がしない。

「おはよう…」

ゆっくり階段を降り、リビングに進む足取りも何だか軽い。なんだか頭が重くない。なんだか吐き気もしない。そう、なんとなく、の感覚。

「ママ、おはよう！」

元気よく挨拶してくれた子どもたちの笑顔を見て感じました。

「あれっ、なんとなく今日、違う！」

「朝なのに、苦しくない」

3回も線路に身を投げ出しそうになった経験のある元当事者Aさんが私に言ってくれた言葉を思い出しました。

「あのね、いつか、フッと軽く感じる日が来るよ…、　突然ね。そして、そこからどんどん変わってくるからね。大丈夫」

元気だった頃の彼女の姿を知っていたので正直驚きました。Aさんがうつ病だったなんて…、今の輝くばかりの笑顔からは微塵《みじん》も感じられなかったからです。

「おばちゃん…わたし苦しいよ。どうしたらいいのか分からない…。どうしたら治るの？　どうしたら生きていけるの？　どうしたらそんなに笑えるの？」

もうずっと笑う事を忘れてしまった私は、号泣しながらAさんの顔を見上げて話しました。Aさんは全てを見透かし、全てを理解しているかのように、穏やかな表情で耳を傾けてくれたのです。

「私の苦しみを、全部分かってくれている」

この苦しみは到底誰にも理解してもらえないんだ、と一人で固い殻にこもり、自分に限っては治らないと決めつけ、毎日孤独を感じていた私。そんな私には、うつを乗り越えたAさんはまるで英雄にも思え、彼女を前に今の私全てをさらけ出していました。

それだけで、自然と脈が落ち着き、呼吸も深くゆっくりとしたものに変化し、体の緊張がほぐれるのを全身で感じました。久しぶりに心から安らぎを感じました。


私のとめどなく口から出てくる言葉に、Aさんは、

「そうだよね。そうだよね…苦しいよね。今はきついもんね…」


ちっぽけな一匹の蟻のような私に、今しっかりと向き合ってくれる人がいる、そう思うだけでほんの少し勇気がわいてきたのです。私はずっと知りたかったのです。

「この地獄を本当に抜け出し、幸せに生きている人がいたら見てみたい」

「その人が発する、生の言葉を聞きたい」


Aさんはわたしに言いました。

「焦らない事。出来る事からゆっくり始めていく事が大切だよ。折り紙やパズルや塗り絵とか、

手先を動かす事をすれば脳が元気になる。そして出来れば散歩するんだよ、礼子ちゃん。お日様の光を浴びたら絶対に元気になるからね」

たったそれだけで本当に元気が出るの？　でも疑う余地はありません。だって本当にそれでうつを克服したAさんが、確かに今、目の前に座っているのだから。

「私も、Aさんみたいになりたい！」

今まで「なんで自分が？　なんで？」って出来ない事ばかりに目を向け全てを悔やんでいたのですが、その日からは子ども向けの塗り絵やパズルもしてみました。靴を並べたり、トイレ掃除をしたり…。

今の〝きつい自分〟にでも出来るささやかな事を探し始めました。もちろん、体は鉛の様に重いままです、でもあえて取り組んだのです。

ある日の事、次男のクラスがインフルエンザで3日間の学級閉鎖となりました。そして、インフルエンザにかかっていない、元気を持て余した次男が私に言いました。

「ママ、お菓子買いに行こうよ」

それまで、激太りで着ていく服もなく、自分でお金の支払いすら出来なくなっていたトラウマで、ずっと買い物も避けていました。しかしその日は何だか外出が出来そうな予感がして、午後の短時間でしたが勇気を出して一緒に近所の駄菓子屋さんに向かったのです。

白い運動靴を履《は》き、恐る恐る玄関のドアを自分で開けてみました。その時、サーと吹き抜ける2月のひんやりとした空気が、私の全身の細胞のすみずみまでを甦《よみがえ》させるかのように、姿勢をピンとさせました。思わず両手を広げて、思いっきり深呼吸してみました。

「空気って、こんなに美味しかったんだ…」

体中に酸素が行きわたる感覚。血が通う音が聞こえるような感覚。目を閉じ全身で感じました。

「ママ、元気になったんだね！　僕、嬉《うれ》しいなぁ！」

「僕が赤ちゃんの時はいっぱいお散歩したのに、おっきくなってからはママ、仕事ばっかりだった、またデートしたいもん」

「デート…？」

私と散歩する事が、彼らにとっては特別なデートのように感じさせてしまっていたのです。子どものため、家族のため、もちろん看護師としての自分の成長のため、と思いながらやってきた「仕事」中心の日々。もちろん仕事をしなければ収入を得る事も生活する事も、食べてもいけません。

しかし、そこには一緒に遊びたいという子どもの声に、耳を傾ける余裕をなくした母親の姿があったのです。こんなにも寂しい思いをさせていたんだな…、今までの自分を振り返り、心から反省する自分が居ました。

「病気になって、やっとそれに気がつけたなんて…、馬鹿だ」

久しぶりに繋いだ次男の手は何だか少しだけ大きく、少し背も伸びたように感じられました。私と二人きりで散歩する事をどんなに望んでいたのでしょうか、大きなお目目をさらに大きくして、満面の笑顔で喜んでくれました。

「結局、死ぬ必要なんて全然なかったんだ。生きていて良かったんだ」
愛《いと》おしさ、嬉しさ、切なさ、申し訳なさ、いろいろな感情がこみ上げてきて自然と、道路の真ん中で子どもを思いっきり抱きしめていました。

「ありがとう…」

次男は、お手伝いして貯めたお小遣いから数十円の駄菓子を私に買ってプレゼントしてくれました。その小さなゼリーを帰り道の公園のベンチで一緒に食べました。
公園では春を今か今かと待っている桜の木が、風に揺れています。

この公園で毎年開かれている桜祭りに、「一緒に行こうね。絶対ね！」と小さな小指と指切りげんまんしたのでした。私を見上げた、その顔は満面くしゃくしゃ、キラキラ笑顔。

ママが笑わなくなった、ママが泣いている。ママが一緒に寝てくれなくなった、ママが一緒に遊んでくれなくなった…。理由もわからないまま突然変わり果てた母親の姿を見て、この子も、とってもとっても不安だったんだろう。
母親がいつ居なくなるかも分からない不安と寂しさで、ずっとずっと我慢させてしまった…。ごめんね、辛い思いをさせて。

彼が私に向けてくれた笑顔を見て思いました。
もう悲しませたくない。もうこの子たちの笑顔を奪ってはいけないいんだ。子どもたちを守れるのは、私だけなんだ！

当時、1日3錠可能と処方されていた抗不安薬でしたが、苦しい時の「第一選択肢」として使わないように心がけました。屯服は一時しのぎに過ぎず、もし薬の有効時間が過ぎたら同じことの繰り返しだと思ったからです。
一生服用し続ける未来は、ちっとも欲しくなかったのです。

まず、回らない頭で自分なりに「断薬ストーリー」を考えてみました。定期薬ではなく、まずは屯服から断薬してみよう。これらは他のうつ病当事者の方々にはなかった思考かもしれません。この時ばかりは本当に精神科医療の臨床経験をしておいてよかったと感じました。

思い返すと、医療機関には製薬会社の担当者が来られて、「お薬の勉強会」をしてくださいます。ある新薬が出た時には、その商品案内で「お薬でうつが治った」「うつ病の再発率も下がった」ことを示す〝綺麗なグラフ〟を見せられました。

当然、私は一生服用する事もないだろう…と根拠のない自信があったため聞き流しましたが、その事を思い出したのです。

製薬会社も「売る」という目的がありますし、営業しなくてはいけません。良いデータはどんどん出てくるし魅力的なパンフレットと美味しいお弁当、ノートに可愛いボールペン。それに対し、失敗ケースや悪いデータなんてちっとも出てこない。

なんだか、おかしいな…って。

私は初めに担当した主治医に、怒りにかまけてこう言い放ってしまった事があります。

「先生が私に処方したこの沢山のお薬、全部ぜんぶ飲んでみてください」

今思うと、あの主治医には申し訳ない事を言ったと反省しておりますが、その時医師は私にこう言いました。

「怖くて飲めるわけがないでしょ、副作用もあるんだし」

そう。…これが、事実なのです。

「うつは脳の病気であり、お薬で治すもの」と念仏の様に私たちは教えられました。だから私自身も、第一選択肢は「お薬」といった〈自動思考〉しか生まれなかったのです。

多分、ほとんどの方がこの自動思考にはまっていると考えられます、医療者の私だってそうだったのですから。屯服で一時しのぎの治療をしていては、愛する子どもたちとの約束を守ることが出来なくなる。

授業参観も動物園の遠足も、運動会もお薬のまずに参加してみたい。どうしたら抗不安薬に代わる第一選択肢が見つかるのか、一生懸命に考えていました。

それが、あの日Aさんが教えてくれた、手を動かす、散歩をする、本を読む、こんな簡単な事だったのです。病気の時間を1秒でも忘れる時間をつくる。家にいて同じ壁のシミや天井の模様を見ていては、状況は一向に変わりません。

もうどんなに、「うつ」に後ろ髪をグイグイ引っ張られても、足を引きずられても前しか向きたくない、「くそ！　うつに負けてたまるか！」という強烈な怒りの感情すら生まれてきました。

すこし体調の良い午後は自宅敷地内の庭へ出て土いじりをしたり、草取りをしたりダンゴムシと遊んでみたり。気を紛らわせて屯服に頼らないようにしました。

そうして1日3回服用していた抗不安薬が朝・夕となり、次第に朝だけとなり…でも本当に苦しい時には半分に割ったりして、万が一お薬に頼ったとしても最低量に調整していきました。

屯服は定期薬と違って絶対に服用しなきゃならないものではありません。漫然と服用し続けることで起こりうる「飲まなくなる事での不安」を発生させない様にしました。
ベンゾジアゼピン系は特に、です。依存性の高いお薬によって、自ら依存性を作ってしまう事が私は怖かったのです。

医療看護の余計な知識がある分、当時の私は本当に医療不信感しかありませんでした。当然、お薬の恩恵によってこのあと克服する事になるのですが、必要な期間のみ、必要な適性量のみでよいと私は思っています。

必要な時期にお薬に頼りつつ「…んで、何をするのか?」、それが一番重要なのです。減薬、断薬に耐えうる体は自分自身で作るしかないのですから。
なにも難しい事はありません。「覚悟」を決めたらいいのです。「覚悟無し」にはうつという難敵に立ち向かう事は本当に困難なのです。

「うつは頑張ってはいけない」「励ましてはいけない」と、うつになった事のない方々は言います。確かに、一生懸命頑張っている時には「これ以上もう無理なのにどうすればいいんだ」

と追い込む事もあります。

しかし、その「激励禁忌神話説」は、うつ治療の一部の期間であり「全期間」に当てはまるわけではないのです。


うつになってしまった人間から一言。みなさんにお伝えしたい事は、「少しぐらいは頑張らないと、これは絶対に回復しない」という紛れもない事実。

そうでなければ、この原稿を書いている今の私の姿はありえなかったと感じています。


そうして、3月。

診察日は病院まで歩いていく事を目標に立てました。車のカギも実家に預けており、タクシーにのる金銭的余裕などありません。人や車の行きかう中の、命がけの徒歩でした。

そしてその日、主治医のI先生が言いました。

「僕は4月に異動になり、他の先生に引継ぎます。でも、大丈夫。必ず治るんですから」

I先生に深々と頭を下げお別れしました。先生に出会えた事に感謝、最低限の適性量でこの薬を選んでくれた事に感謝、私の目を見て話してくださったことに感謝、そんな気持ちが、私の心を満たしていきました。

その診察日には、抗うつ薬2錠の効果が得られたという事で、抗不安薬は中止となり、睡眠導入剤1錠と合わせて合計3錠を寝る前に服用するよう指示がありました。

私はいつものように、暗示をかけ、

「私はこれを飲んだら治る。また白衣を着て、看護師に戻る。夏は家族で海に行って、スリムになった体で水着を着る。お化粧して街に買い物行くんだ」

思わずにやけてしまう位に想像し、鏡に映った自分に向かって言い聞かせながら服用する生活でした。「自己暗示」というものは今まであまり信用していませんでしたが、言葉にする事で叶うというのならば、私の人生で証明してやろうじゃないの。

どうせ一度は消えかけた命なんだ。自分が、どうなるのか試したい。

「自分自身に対しての挑戦状」のような感覚でした。

この日から、ラジオで聴いた事と、ふと誰かが言った言葉、新聞の隅に書かれた一行の文章、これらの何気ない情報に対して、何故か分からないけど、心に少しでも引っかかった事柄を実践するようになりました。

治りたいと決めた心のアンテナが、ピピピと反応します。治らないと決めつけていた時には気が付かなかった事も、少し見え始めてきます。

「何故か心に引っかかる」というのは完全復活するために必要な情報として、神様がヒントを与えてくれていると感じたからです。強烈に目に飛び込んできたあの朝の光、梅の花、そして子どもたちからのメッセージ…。

ほんの一瞬の出来事を心の奥で感じとり、一片のカケラの希望の数々を集めながら、薄皮が1枚、また1枚と剥がれていくのを全身で感じました。

勘違いの達人だと自分で思います。どうせ思い込むなら「うまくいかなかったらどうしよう」ではなくて、「うまくいったら、どうしよう」の方がいいかなって思ったのです。

だって、お薬に頼る現実や辛すぎる状況は、いいように勘違いしなければ希望なんて持てません。だれも教えてくれません、だれも褒めてもくれないのです。

だから自分で気が付き、自分で褒め称えるしかないのです。

ある日、頑張って保育園の次年度役員決めに参加しました。人と関わることをずっと避けていた私にとって、一世一代の大勝負。訳の分からない不安感や動悸は少しありましたが、屯服に頼りたくない。

この行動はきっと自信に繋がると思い、覚悟を決めてお母さんたちの輪の中へ入りました。綺麗でかわいいママさんたちの姿に嫉妬すら覚えながら、正座し一生懸命その場に座っていたのです。

ただ終始、気になったのはフローリングの会場がとても寒く、足元から冷えていた事。嫌な予感はしたのです、冷える事はうつ回復には絶対大敵。

「ヤバいな」…でも帰る口実もなく最後まで参加しました。最後まで参加できた事で自信になった事は確かでした。そしてその時、私は事もあろうに「運動会担当、やります」と言ってしまいました。

これには自分なりの意図があります。運動会担当の役員になれば「秋の運動会」だけ中心に活動すればいい。この活動をするためにも秋までには回復すればいい、「運動会参加」という目標をかなえたいと思いました。そしてイメージしたのです。

秋の運動会では、腕にワッペンをはめ、あれこれママさんたちと打ち合わせし段ボールを運んだりしている笑顔の自分。無駄な贅肉も消え去り、太い二の腕もスッキリして、ピンクのボーダー柄の長Tシャツとスリムのジーンズ。

運動会でいい汗かきビデオカメラ片手に我が子の演技を見て泣き笑い。周囲の人もみんな笑顔。当然その日の晩はお薬なしで、子どもを抱きしめて爆睡。そんな自分の未来が欲しかった。

なので、役員立候補も無謀だとは思いませんでした、むしろそれくらいの大きな夢がなければ生きていけないとすら、思ったのです。

そして、その夢は「現実」の事となるのでした。

しかし、ちょっと気合を入れペースアップしすぎたのかもしれません。その役員決めの翌日に襲われた希死念慮、でもこうやって乗り越えました。

「一時的な感情に振り回されないんだ、今は耐えるしかない、耐える、耐える、耐える」布団の中で丸まり耐える以外出来ず、栓が抜けたように溢れ出る涙を拭いていました。うつに負けて苦しみのない世界へ行きたい、消えてしまいたいと思う自分。希望を捨てたくない、乗り越えた時には新しいステージが待っているんだ、そう未来に向かっている自分。

どちらも本当の自分だけど、死んでしまったら、後悔してこの世をさまよう霊にしかなれないんだ。私がなりたいのは後悔しさまよう霊じゃない。未来に向かって輝く素敵な女性なんだ！ そう強く想う事で、あと3時間だけ、あと3日だけ、生きてみよう、と思い留まる事が出来たのでした。

「絶対死なない、絶対負けない。今の最悪な状況もただの通過点だ。これが最後、絶対最後なんだ！」

「消えたい」という気持ちは、本当にその日が最後となったのでした。

こうして希死念慮に支配され始めて数カ月。思い返しても「耐える」この言葉以外見つかりません。

自ら命を絶ってしまう方々へ対し、「どうして死にたいなんて思うんだろう」と本当に不思議に思っていた私でしたが、その方々の気持ちが今は痛いほどに理解できます。

責める気持ちは一ミリもありません。きっと亡くなられた方々も衝動的な何か、強い想いがあったのでしょう。

ただあと1日「耐える」事が出来たら、何かが変わっていたかもしれない…、そう思わずにはいられません。

この感情に耐えられた自分はこの先、何が起きても「耐える」ことが出来る人間になれるかもしれないと、今では思います。

どうにか「生きる選択」が出来た自分。もう何が出来るわけでもなく、何が欲しいわけでもなく、「今日も生きているだけでいいのでないか」とすら思えるのです。

そして、この「死にたい」感情が消え始めると、反対に「生」へ対しての想いがどんどん沸き起こるのです。まるで哲学者の様。元気な時には考えた事も無かった事でした。


何のために自分は　今日も生かされているのか。

どんな役割や使命があって、死ねなかったのか。

仕事も役職も、キャリアも家族も友人も全てとり外した「自分」って何が残るのだろう…


私は、自分自身で命のリセットボタンを押しました。

もう一度、この人生をやり直せるとしたら、一体自分はなにを選ぶのだろう。

もう一度、仕事が選べるとしたら私はなにをするのだろうか。

もう一度…。

本当にこれが「通過点の一つ」とするなら、一体この先に、どんな人生シナリオが待っているのか。その答えを、人生かけて　探してみたくなったのでした。

◇散歩の効果◇

午前中は具合が悪いことが多くカーテンもあける事が困難でしたが、縁起がよさそうな午前の風と光を少しずつ入れるようにしていきました。

光に対する心身の反応が柔らかくなってくる事に大きな喜びを感じながら、反動が来ないように、逆戻りしてしまわないように、ゆっくりと自分のペースで光を感じる訓練をしていったのです。はじめはレースのカーテンがないと怖かったのですが、それもあけられるようになりました。

ひなたぼっこで、ただただ縁側で目を閉じ過ごした事もあります。

毎日の散歩も、初めは5分程度の橋の所まで、あの先の公園まで、その先の保育園まで…、とその時の状態に合わせて距離をどんどん延長していきました。初めの頃は、すれ違う人と顔を合わせないように、息を止め足早に過ぎる、まるで不審者のような散歩でした。

それでも、一人で外に出られるようになった事が嬉しくて、毎日小さな目標を決め、「よし！行くぞ」と玄関の縦長い鏡に向かい気合を入れ、散歩するのが日課となったのです。

「今日は、まず3人に挨拶が出来るように」
「今日は、人と会ってもゆっくり歩けるように」
「今日は、あの道を2往復しよう」

それが、35歳の自分に出来る精一杯の目標。それを一つ一つクリアしていくことで自信を積み重ねて行きたかったのでした。

散歩の途中、お日様の光が川辺に映り、キラキラ輝いている光景は、ダイヤモンドよりも美しく見えました。アスファルトの横から雑草が生い茂っているのを見ると、強い生命力を感じ、蝶が近くに来てくれると応援されているような感覚になります。

今までの私は、仕事ばかりでゆっくりと周りを見渡す事を忘れていた。そして見かけの美しさに惑わされては、綺麗な洋服やアクセサリーを買って自己満足していたのです。

今の私は、うつで無職で激太りの不健康で、その手には装飾品は何もないけど、そのかわりにこんなにたくさんの自然があり、空気や太陽や水の大切さを教えてくれる。

親も家族もいて、友だちがいる、そして何よりも「今を生きている」この命がある。こんなにも沢山の財産がある事にやっと気づく事が出来たのです。

病気をして、その事に気づく事が出来た。今まで、あんなに憎くて憎くてたまらなかった「うつ」という病気の存在すらも、少し有り難く思えてきたのでした。

うつにならなければ、仕事、家事、育児と、「しなければならない事」に追われるだけで、いつまでたっても自分の心身とこんなに向き合う時間はなかったはずです。

もしかしたら、もっと命にかかわる重大な病気になっていたかもしれません。それを「うつ病」が守ってくれたのだと感じました。

私が無職になった事で当然わが家は経済的に厳しくなり、そんな時によく通っていたのが近所の小さな八百屋さんでした。形は不揃いですが、スーパーで売っている形の良い野菜よりも格安で味は満点です。

ちょっと不揃いの野菜たちを見ていると何だか自分を見ているみたい…。

大勢のお客さんが来るスーパーには並べられず、段ボールにそのまま入っている野菜。世間から見たら当時の私はこの野菜と同じでした。

でもその野菜を見ていると、「見かけは良くなくても、それがなんだ。自分は自分なんだ」という不屈の精神を感じ強いパワーをもらえるのでした。

散歩のついでに店のおじさんに思い切って話しかけてみました。そうしているうちに、いつの間にか人と話す事に恐怖を感じなくなったり、ほかのお客さんに自分から挨拶が出来たり、会話が出来る様になりました。

小銭の計算も出来なかったのに、今日は500円以内で買い物をとか、買った野菜を使った献立を自分で考えられるまでに思考力は回復してきたのでした。

そうはいってもカレー、シチュー、野菜炒めといった簡単なものばかりでしたけど。お肉が買えなかったので、特に根菜類や果実を多く食べました。それらに含まれるビタミンや抗酸化物質は免疫力を向上させ、酸化から守ってくれています。

私のように不規則な食生活、サプリメント依存、偏食ダイエット、さらには運動不足。これでは自律神経や女性ホルモンなどのバランスを乱すのは当然だったのです。

この基本的生活習慣のバランスが不安定だから不意に起こるトラブルに対して、太刀打ち出来なくなっていたと気が付きました。

思い返すと、30歳過ぎた頃から寝顔についた枕の跡が消えにくくなり、空気を吸っても水を飲んでも、何をしても太るんじゃないかという程に代謝も悪くなってきていました。

特に、冷え症はひどくなり就寝時の靴下は手放せませんでした。体が冷えるという事は血の巡りが悪くなっているのです。

せっかく服用するお薬も、この血流なしには体中へ染み渡りません。効果のあるお薬を受け入れる自分自身の血流や体温がなければ、やはり効果は乏しいような気がします。

薬が効かないと不平不満を言う前に、受け入れ態勢の身体はどうなのか？　自問自答する必要があると思うのです。

身体が冷えているのか、その血液もまさか貧血で薄くなっていないか、栄養が足りていないのではないか、というかお薬以前に改善すべき部分が沢山あるのではないかと。

年齢を重ねた自分自身と向き合うのは、時に苦しく、プライドが邪魔をし、情けない部分を突きつけられるようで嫌かもしれません。

でも私は思います。

原因がなければ、「うつ病」という結果は起こりえません。

「真の健康とは何か」――ナイチンゲールの教えに気付く

4月に入りました。

少し自分を客観視出来る時間も増えてきました。これほどまでに自分を苦しめている、うつの正体をどうしても暴きたくて、相変わらず根拠ある改善方法を模索していました。屋根裏部屋に埋もれていた看護学校の教科書を引っ張り出し身体の仕組みから学びなおしました。その時大いに参考になったのが「看護覚え書」でした。

看護師を目指す人間なら必ず学ぶ教科書です。

看護の母フローレンス・ナイチンゲールは「真の健康とは何か」についても説いていました。そこに書かれている一言一句が私の目に光を与えてくれたのです。

昔は、こんなにうつ病が蔓延してなかった。それなら、蔓延していなかった時代の生活習慣を真似したらいいのではないか？　というシンプルな結論に至りました。

時代や環境はかわっても「人間」という物体の本質は何一つ変わりません。コンビニが24時間営業になっても、ネオンで眠らない都市が増えても、携帯電話が普及しても、です。

いつの時代も「人間」という生命体は何一つ変わらない。ならば基本的部分をもう一度見直す以外、うつを治す方法はないと思ったのです。

いわば祖父母時代の様な生活。贅沢しない根菜類中心の食事、炭酸ジュースや甘いお菓子もない、昼間は身体を動かし汗かき、お風呂に浸かって暗くなれば電気を消して寝る。

当然そこには携帯電話は一切なし。

ひたすら私は、そのシンプルな生活習慣を繰り返していました。


そうしていると本当に、家事を再開出来たり、対人恐怖症が消えたり、イライラや気分の落ち込みもなくなっていきました。

うつは「生活習慣病」だと確信してきたのは、この頃からです。とうとう5月半ばから抗うつ薬も1錠に減量許可を頂き、睡眠導入剤と合わせて1日2錠の服用となりました。

定期薬の調整は主治医の判断ですが、ここはしっかりと医師と相談し減薬に挑んだのです。

万が一、不安定になれば元の量へ戻す事で約束指示をもらい、安心して次の診察日を迎えられるようにしました。

減薬に耐えうる体力や免疫力がついてきた事は感じていたので「きっと大丈夫だろう」といっ

た感じで、減薬に対する大きな不安感はなかった気がします。

時に、「だいじょうぶかな、ねれるかな」と、余計な不安が少なからず起きたのは確か。でも「断薬」を目標にしているのですから、この減薬に伴う不安はその都度、自分で乗り越えなければいけない壁なのです。

減薬に伴う不安を消すために、またお薬を飲むなど本末転倒、それは無意味です。

この不安を持つという事は「治りたい」とアクセルを踏みながら、「やっぱり不安」とブレーキを踏んでいるのと同じ。このような危ない運転だとゴールにはたどり着けません。

減薬後、確かに数日間は眠りが浅かった様に感じられましたが、昼間は昼寝をせず活動量を高めて、疲れて寝る、疲れて寝る、という基本的な昭和時代の生活スタイルを継続していきました。精神疲労より肉体疲労を心掛けると身体はしっかり答えてくれます。

「薬を飲んでいる、という事実がなければ至って普通だよ」

と夫に言われ始めたのもこの頃からです。

「もしかしたら私、完全復活出来るんじゃないの？」

そう思い込むほど、元気が出てくるのを実感していました。抗うつ薬を服用すると、時には躁状態に転じてしまう事がありますが、その感覚ではなく、平常心に戻れた感じでした。

「これ、あがっている（躁）んじゃないですよ、分かりますか？　先生」と話すと、

「ははは、分かっていますよ」

異動されたI先生の代わりに主治医になったのはT先生。多分私よりはるかに年下。シンプルに患者中心で、私と向き合ってくださいました。10分程度の診察時間は本当に有難い時間でした。そしてI先生と同じように私に言ったのです。

「うつは治りますよ、必ず」もうその言葉に疑いはありません。

──最後の診察日、先生がこんな風に言う。もう薬は必要なし、後生川さん、よく頑張りま

したねって笑ってくれる。しっかり握手をして晴れやかな顔で診察室を退室。病院の玄関を出ると、暑い日差しがまぶしい。

私は、そのまま行きたかったジャズバーで大好きなジャズを聴きドリンクを注文する。バーに似合うようなスリムな体型に戻ってカウンターに座っている私。あー、今までの時間を振り返りながら、つい思い出し笑いをしてしまう私がいる！——

歩きながら、その光景を再現するイメージトレーニングを続けました。その日が確実に来るかのように思いながら。

5月のある日。

久しぶりに熊本駅からJRに乗って実家に向かいました。駅の周辺は活気にあふれ、急ぎ足のビジネスマン、ヒールをはいて颯爽《さっそう》と歩く若い女性たち、商店には笑顔が素敵な店員さん。

そんなとき、ふと鏡に映った自分を見て愕然《がくぜん》としたのです。

「やばい…」

ガラスに映った人が、本当に自分なのかと疑いたくなる姿でした。やっと入ったゴムのズボンの中でお腹とお尻の形はくずれ垂れています。ダボっとした長Tシャツからは足のような二の腕、白髪も目立つ染めないまま伸びた髪の毛。

無理やり塗ったアイシャドウが太って浮腫んだ瞼に埋もれています。散歩時の日焼け対策も十分でなかったため、肌は色黒でカサカサ。

昔は、こんなんじゃなかった。こんな私、全然いけてない。全然可愛くないよ！

せっかく改善した対人恐怖症も再燃したのではと思うくらい、この醜い体型を隠しながら、誰にもぶつからないようにホームの隅を歩いていました。自信がないと姿勢も悪くなり、目線も低くなるものです。

昔は笑顔がいいね、目力があるね、と言われては嬉しく感じていた、そう、ほんの8カ月前の、あの自分の姿は跡形もなく消えてしまっていました。

体重を測りましたが、50キロを切っていた体重は70キロを超えていて、プラス20キロ。

その先は怖くて体重計に乗っていません。それにしても、どうしてここまで太れるのか私が知りたいくらいでした。うつで、無職で、デブで、ブス、貧乏、薬に頼る日々…。もう完全な自信喪失、最大の自己嫌悪。この落ち込みは、うつの再発なのか、これが再発なのか？…


いや。ちがう。再発ではない。

自分の容姿に自信が持てない女の単なる悩みだ、これはうつの仕業じゃない。

当然、そこにお薬を元に戻すという選択も、抗不安薬を服用するという選択肢もありません。

コンプレックスを抱える人間として正常な感情。精神科のお薬を服用したら、贅肉が消えるのか？

NO。服用したら仕事が決まるのか？　NO。服用したら美人になるのか？　当然NOなのです。


精神科のお薬は生物学的な効果はありますが、それ以外で起きた私の様な「肥満の悩み」「無職である事の悩み」等に関しては、薬は功を奏しません。

全てが「うつ病」じゃないのではないか？　更に、うつの常識を疑いだしたのもこの頃でした。プラス20キロ増加してしまった身体を、全身鏡でじっと見ながら一つ気が付いた事があります。

「これは単なるデブじゃない、ただの全身浮腫だ」

なんと言う間違いの達人なのでしょう。しかしこの視点も、後に正しかったと、振りかえる事になります。

実は、そのころの私は排泄力が低かったのです。足を押したら圧痕が残ります。排尿も、排便も、汗も中々思うように出ません。看護の視点から考えてみると、身体の毒素がたまる事で浮腫むのは自然の原理です。

食べたものはしっかり出す、薬が体内に残る事も最低限にしたい、そのためには「排泄力」を上げるしかないと気が付きました。

年齢的に代謝も落ちていましたが、そんなことは言っていられない。どうしたらいいのか、また模索するのでした。

本当に当時は色々な事が頭の中に浮かんでは消えていましたが、これは躁状態ではないのです。「悩んでいる」のではなく「考えている」。

そうよ、私は考えているのだから問題ない！　と敢えて考える自分に許可を与えていました。問題解決するためには、病気のせいにするばかりじゃなく、時に物理的解決する事が優先されます。

人間は思考のある生き物なので「考える」事はむしろ人間らしいと思ったのです。

外科看護の教科書を読んだ時のこと。どのような疾患であっても安静期間とリハビリ期間があると書いてありました。術後の長すぎる臥床も、それゆえに多くの問題を発生させます。

これは、もしかしたらうつも同じではないか、いつまでも安静期間を過ぎしていたら症状改善もせずに体重増加してしまうのは無理はない。じゃ、そろそろリハビリ期へ移行し運動するしかないのではないか、と。

でも、もっと効率的で効果的な方法はないだろうか…。

そんなときでした。母親の健康雑誌にこんな一文を発見したのです。

「生姜で、体質改善」

実は「後生川」という珍しい名前は、熊本に数件あります。本家は「生姜の里、熊本県東陽町」という所にあり後生川家へ嫁に行ったとき、生姜と何かしら縁があると感じていました。

そして後にこの生姜パワーのおかげで私は数カ月程度で15キロ程の劇的減量成功する事になっていくのでした。

◇看護師に戻るために…◇

6月の診察日。私は、先生に正直に伝えました。

「先生、私、うつになって良かったです」

先生は少しビックリした顔で、

「いや、そんな風に言ってくる人は、今まで居ませんでしたから」

でもこの言葉は、当時の私の正直な気持ちでした。何故なら、病気をしなければ自分自身とこんなにも向き合い語り合う事はなかったはずです。35歳という人生半分の通過点で、命を懸けて学ぶことが出来たためです。

この経験は今後、看護師の仕事をする際にも、必ず生かせると信じていました。心から信じていました。しかし、私の希望とは裏腹に周囲は違ったのです。


看護師の仕事をしてうつになった、また看護師に戻るの？　1年間も仕事をしていなかった、まずはボランティアやアルバイトから始めたらいいんじゃないのか、再発したら努力が全てゼロになるかもしれないのに、って言う声が…。

ちがう、ちがう！　わたしは看護師に戻るんだ！　うつになった原因は看護師の仕事が原因じゃなくて、私の自己管理が出来ていなかっただけ。

自分の仕事の適性を見抜けなかっただけ。病気をして自分の本当の気持ちが見えた、だからもう一度だけ看護師に戻りたい。この地獄の体験が絶対に無駄じゃなかった事を証明したい。もしも命の灯を自分自身で消してしまいそうな人がいるならば、私は「うつは絶対に克服できるよ」って伝えたい。人間は、いつでも変われるんだ、と伝えたい。

その「使命」を果たしたいだけ…。

うつ病を患った人間は、楽しんじゃいけないの？ がんばっちゃいけないの？ 凄く悲しかった。でもこれまでの苦しい状況を見てきた方々。

私を心配する気持ちからの言葉だった事はわかるので、私は何も言い返せませんでした。

でも、結局これらは私の人生です。周囲の人が「どうして欲しいのか」その期待に応える事が私の使命では有りません。

「自分自身が、どうしたいのか」、それを何度も自問自答したのです。結局、答えは変わりませんでした。

子どもの夏休み明けの区切りという事もあり、平成26年9月1日に「戻る」と宣言しました。

その言葉に初めは戸惑っていた家族でしたが、

「礼子がやりたいようにやってみたらいいよ、ただし無理を絶対にしないという条件でね。だから、まずはパートでね」と。もちろん私もそのつもりでした。

私の性格をよく理解しているよ、といってくれたものの家族は、一つ勘違いをしていたようです。元気を取り戻した私は、顔は同じでも、病気になる前に戻った状態では「ない」ということ。


あれだけ苦しい想いをして今の私なのです。再発なんて絶対に嫌。もうあの世界には二度と行きたくない。

同じ働き方、生き方、考え方、生活習慣など同じ事をしたら再発が確実なのは目に見えています。だから、どうしなければいけないのか…答えはハッキリと見えていました。


とはいえ2カ月半後に控えた復職に向けた準備をする際、こんな課題が発生したのです。

「復職に伴う不安、新しい事を始める事に対しての不安」です。ただ、これも再発ではない事は理解出来ました。

新しい環境に慣れるかな、仕事は上手くいくかなと不安が出てきても実際に行かなきゃわかりません。自宅にいて採血や救命処置の練習が出来るわけではありません。カルテの書き方だって、パソコン入力方法だって自宅で練習出来るものではありません。スタッフの方と上手にコミュニケーション取れるか心配したとしても、思い切って現場に立つしか解決方法はなかったのでした。

職場では階段を使う事もあるでしょう、重いものを持ち上げる事もあるかもしれません。仕事中の動悸息切れ、倦怠感が出るとしたら当然体力不足は否めません。余計な不安を発生させないために復職日から逆算し計画を立て運動リハビリをするしかない。

上手に休む事で、復職の際の不安の種は消え、前へ一歩進むことに繋がったのでした。

当時、感じたのは「休職時期、具体的にどんな休み方をするのか」まで社会支援が及んでいないという事。当然私もだれにも支援を頼れなかったので、もう自分の頭で考えるしかありませんでした。

それから「働き方」も再確認。

やりたい事よりもまず「絶対に、やりたくない事」を書き出し不必要なストレスの種を削除しました。それはこんな感じです。


精神科病院は入院患者さんに感情移入する可能性があるからやめよう。

産婦人科や小児科は実は昔から嫌いだったな、運転は自信がないから徒歩でも行ける片道20分圏内がいい。

病院規模は教育研修がおおく保育園送迎時間が厳しくなるから嫌だ、介護系は持病腰痛の悪化のリスクあり、ダラダラした職場では気持ちが萎えるし、地域に根差したきちんとした職場がいいな…そんな風に紙に書きだし「やりたくない事」探しから始めたのでした。


再発防止には人・モノ・事・環境の断捨離が必要、仕事もそうです。自分の適性を見極め、無理なく働ける環境を探す事。

看護師の代わりは世の中に沢山います。私が頑張らなくても世界は回るのです。でも「後生川礼子」という人間の代わりになる人は、この世に誰一人いない。

この言葉は何度も何度も友人に言われていました。自分が頑張らないと、この会社が倒産してしまうかの様に使命感に燃えて、身体壊してまで一生懸命努力する。


今回、自分が本当に心身壊してみてつくづく思った事があります。

自分一人ぐらい仕事を休んでみても、辞めてみても「職場」は経営不振にも倒産にも陥らないという事。組織の一つのコマに過ぎないのです。

自分が辞めたら新しい従業員が募集され、新しい方が頑張ってくれる。心身壊し退職した人間の事など話題にもあがらずに、何事もなかったかのように会社は回っていく。

寂しい言い方ですが、それは本当かもしれません。


そんな簡単な事も病気を通し35歳で初めて、気が付くのでした。

そもそも私のうつ発症の要因の一つは、変則勤務形態の職場を選択してしまった事、それに対しワークライフバランスを自己管理出来なかった事。

キャリアを追い求めるあまりに能力の適性を見極められなかった事、すべて考えの甘さからです。子育て中の自分が選ぶべき「働き方」は他にあったのだと思います。

一生働く予定で組んだ住宅ローンや、教育費など経済的不安も当然ありましたし、ここに書ききれない程の被害妄想にも駆られました。でもそこを選んだ全て自己責任、職場を恨む事は出来ませんでした。

雇用されるものは自己保健義務（セルフケア義務）があるのですから。

それを果たせなかった自分自身に問題があったのです。

いったん冷静になりました。まず、仕事が出来て収入があれば経済的不安は軽くなるはずだ、仕事をするためには症状を安定・回復させる事がいちばんだ。

しかも、ながく働き続けるためには、一時的な回復ではなく再発リスクを最大限抑えた根本解決を目指したい。そのためには無職期間をどう過ごすか…といった具合です。

「休職（無職）は休暇ではなく、この先へ続く大切な準備期間」

なので、睡眠を安定させ思考力が回復してきた時期から、このように人生計画を逆算して考えるようにしました。

復職が9月1日。ならば8月下旬に面接。職安にはいつから通うのか。太った身体だとスーツ購入で無駄な出費がある。今の9号サイズスーツを着られるようにスーツに体重を合わせよう。体重を落とすためにはこれとこれを続けてみるか。体力がないと仕事についていけないから体力を戻す、そうだ目標1日1万歩。

看護学校の教科書をおさらいしブランクを埋めたい。通勤のために運転練習しなきゃ…といった感じでゴールに対し逆算方式をとったのです。あくまでも「予定」であり「義務」にならないように、この辺りは細心の注意を払いました。

自分は何を大切にしたいのか、何を優先するのか、何のために休むのか、その仕事を何故するのか…。行為の意味をしっかり自問自答する必要があります。

しかし仕事をする事で沢山のメリットもあります。完全に治るまで働けない訳ではなく、休職に伴うメリットとデメリットが交差する損益分岐点のような視点は忘れてはいけません。

漫然と長期間仕事を休む事は、人生において多大なる支障が発生する事を忘れてはいけません。

「先生が言われるようにお薬のんで休んでみても治りません」

そう感じている方が多いのではないでしょうか。結局、その損益分岐点の視点が不足しているためなのです。

人生とは何かを「築く」のではなく、まず「気づく」事から始める必要があるのかもしれませんね。

終章

もう診察は今日が最後です

◇6月。抗うつ薬1錠と睡眠導入剤半錠　処方。◇

この頃は習慣化してきたウォーキングが梅雨の雨で中断される事も増えてしまいました。しかし、もう「うつの安静期」はとっくに過ぎています。

せっかく習慣化してきた運動を中断させたくなく、換気や保温に配慮しながら室内で簡単なラジオ体操や、ストレッチ、リンパマッサージなど図書館の本を見ながら自己流で始めてみました。

しかしこの時、また大事件が起きてしまうのです。

増えた体重をどうにかしたくて自己流で行っていた「腹筋」。とうとう来ました「ぎっくり腰」です。また私は寝たきり状態に逆戻りし、天井を見ながら泣いてしまいました。

引きこもりを、やっと抜け出したのに、また寝たきり状態の自分が情けなく悔しかったのです。なんでも「ただやればいいものではない」事も、このとき身をもって学びました。

その後、整形受診。知り合いの看護師がいた事もあり問診表に「精神科のお薬を服用中」と恥ずかしくて書かないまま診察へ。案の定、処方されたお薬との飲み合わせが悪く手足がしびれてきました。

「飲み合わせ」は怖いです、軽く考えていては絶対ダメですよね。

精査で緊急性を要する異常がなかった事から、整形のお薬は自己中断する事にしました。でも痛い、でも「うつ病」の治療をしている事を知られたくない。

ならば…、と考えた結果「整形外科のお薬に頼らず、腰を治す方法」を実践すれば良いという結論に至ったのです。

早速また、「整形外科看護」の本を開いてみました。

そこには骨や神経の仕組み、骨格の歪みが血行不良を与える事など詳しく書いてあり、それらも自律神経バランスを崩す要因の一つだった事に気が付きました。

実は、思い当たる節が沢山あったのです。無意識に足をくむ癖、職業柄で慢性腰痛を抱えていた事、出産後の骨盤の不安定さ、姿勢の悪さ、腰を支える筋力低下、猫背など。

うつ病改善では、これらの視点も忘れてはいけません。抗うつ薬を服用しても、腰の筋肉が強化されたり、猫背が治ったり、骨格が矯正されるわけではないからです。梅雨が明けて、効果的な散歩を再開させてからは大きな痛みは来なくなりました。

痛みが消えると当然心も安定してきます。

なんでもお金をかけないと解決出来ないと思い込んでいた私は結果的に、「整形外科のお薬に頼らず腰を治す」事に成功したわけです。

「健全なる精神は　健全なる身体に宿る」という言葉を知っていますか。あれは事実です。

だから、

「生活習慣を見直さないと、うつは治らないですか」と問われると、こう答えています。

はい、そうです。

当たり前ですが人は皆、「日常」を生きています。身体を変えるにも日常の生活習慣の見直しは必須であり、そこを見直さない限り再発の芽《め》を残します。

それらも「これを食べればいい」「これはダメ、いい」とか極端な話ではなく「バランス」ですよね。前作で生姜の話を書きましたが「大匙スプーンで沢山食べていたら、胃が悪くなりました」というご意見も頂きました。

沢山食べるから早く治るわけでもありません。真面目な方は絶対にそれしかダメ！　と厳しいルールを決めておられます。

しかし「信じたいものを信じる権利」がありますので、一様には言えませんが万が一、自分が今やっている方法でうまくいかないとしたら、まず基本的に睡眠、栄養、運動も時間をかけてじっくり改善する必要があるでしょう。

その具体的方法は『うつの常識を疑ってみよう』にも記しておりますのでご参照ください。

このような事を本に書くと「それってカウンセリングって言わないでしょ」と言われるかもしれません。一般的にカウンセリングと言えば、バインダーとペンと部屋には観葉植物とか？

穏やかな表情で傾聴し寄り添ってくれるカウンセラーさん…そんな癒し系のイメージをされ

る方も多いようです。

それで気持ちが楽になったり不眠解消出来たり、状況改善するならまったく問題ないのです。


私もこの少し前、とあるカウンセリングを受けましたが、「とくかく話を聴いて欲しい」と思う時期は超えていました。受ける目的は「なんともスッキリしない事をスッキリしたい」と。

医師と患者に相性があるように、カウンセラーとクライアントもやはり相性がありますね。

「…そうじゃないんだよなぁ、私が欲しいのは、傾聴じゃないんだよなぁ」。

申し訳なかったのですが優しすぎるカウンセラーさんは結局、私には合いませんでした。


この頃でした。ふと思った事がありました。

「もし自分が将来カウンセラーになれたら、こんなふうにしたい。

こんなふうに伝えてあげたいかな」って。


その後、本当に私は「うつ専門カウンセラー」となるわけですが、カウンセリングと名乗っても実際半分は生活支援のような感じです。基本的に「看護師」なので医学看護の視点から関わっているとこのようなスタイルになってしまいました。

「看護覚え書」の中でナイチンゲールは、人間の生命は「生活」のあり方によって健康にも不健康にもなっていく、生命は生活によって支えられ、影響を受けると書かれています。

そして「看護師は、この生命力に力を貸す事こそ、行うべき業務だ」とも述べています。とすると看護師であり、うつ病患者である自分は、「自分が自分の担当患者」のように客観視して考えてみると問題点が数多く見えてきたのでした。

あまりに問題点が見えすぎてまた落ち込んだりもしましたが、うつの突破口はそこしかないのだと思いました。

どんなに脳科学が素晴らしく発展しても、素晴らしいお薬が開発されても、結果として、何年も何十年もうつ病が治らない方々が増加の一途をたどっているのは、ココだと思うのです。

身体からのアプローチが圧倒的に不足している、その事実を知らない方があまりに多すぎると…。元当事者としては、心から思うのでした。

◇7月。抗うつ薬半錠と睡眠導入剤半錠（隔日）処方。◇

薬が減っても睡眠の質が全く落ちなかった事から、「人間は疲れたら眠れるのだ」という絶対法則を感じ始めていました。職業安定所にも歩いて片道1時間半。万歩計を付けたら1万歩はあったと思います。

無職の私には、街中全てが無料ジム。汗をかき排泄力も高まり体重も減りはじめ、こんなに有難い事はない！　と思いました。

とはいえ相変わらず、子どもたちとはまだ一緒に寝ませんでした。7時間睡眠、17時間の活動の一定リズムをどうしても、今だけは壊したくなかったのです。

いつもの枕といつものタオルケット。しっかり湯船につかり身体を温め、携帯電話は手放し、テレビも見ません。歩きすぎた夜には「足さん、頑張ってくれてありがとうね、あすもよろしくね」って感謝の言葉を言いながら、ゆっくりほぐしてあげます。

そうすると筋肉痛が不思議と残らないのです。

この頃から「言葉」も十分気を付けました。

言霊という話を別冊に書きましたが、言葉にはエネルギーがあって現実を本当に引き寄せてしまいます。「再発」というキーワードも含めて、「なって欲しくない事」はむやみやたらに言葉に出さない事が大切です。

妬み、嫉妬、怒り、悪口、自己否定などの感情は他人に向けられているようでも、実は他でもない自分自身に向けられている事を絶対に忘れてはいけません。

看護師だった頃、友人数名と「呪いの言葉」というものを冗談で言い合っていました。そういった話は不思議なもので数人集まれば悪口大会はヒートアップ。

その後1年以内に、その話に関わった全員が大きなトラブルや心の病気を発症してしまったのでした。これは偶然と言いたいですが事実です。

霊的な何かがあるのかと御払いにも行ってしまった位です。この一件から、世の中には常識では考えられない事が起きるものだと知ったのでした。

悲観的な言葉は一切口にせずに、寝る前1時間はリラックスする音楽や軽い読書程度。

「今日は、何に感謝出来るだろう」と思いながら、その一つ一つに「ありがとうございます、ありがとうございます」といい、その人の顔を思い浮かべながら眠ると何故だか心地よい眠りに入れました。

祖父母、両親、家族、友人、主治医、飼い犬、八百屋のおじさん、畑で出会った老夫婦…。眠る前に考えた事、イメージした事がダイレクトに睡眠の質に直結します。いかに安心して眠りに入れるかがポイントですね。


不安の種が出てきたら「これは事実か、また思い込みか」自分へ問いてみると、その殆どが「思い込み」であり、「100％の事実ではない」事もわかります。

思い込みで眠れなくなる事程、もったいない事はありません。


「お薬が効かないから眠れない」

私もそう思っていました。ちゃんと選択してくれない医師が悪いかのように思っていました。

一様に不眠といっても長すぎる午睡、早すぎる就寝、身体の不活発さ、無意識のネット依存症になっている可能性があるのに、「なんだか眠れない」事に漫然と睡眠薬を服用し続けることは決して得策だと思いません。

逆に睡眠薬を飲んだら依存するという恐怖感から、医師の処方を拒否し続け、何日も睡眠をとらない事も得策だとは思いません。


「看護覚え書・改定第6版」の中の一部で、フローレンス・ナイチンゲールはこう述べています。「5日間続けて24時間を全く眠れないで過ごし、そのため死ぬほどの状態にある患者と、途中で目覚めないで眠るいつもの習慣がちょっと崩れただけの患者とが、同じ扱いを受けるのである、いったいなぜ「何時間眠りましたか？　それは夜の何時ごろでしたか？』と尋ねないのだろうか。

これは重要な事である。なぜならその答えによって不眠への対応策が異なってくるからである」

多くの要因がありうるのに、他の要因については発言も質問もせずに、ある一つの要因についてのみ尋ねて「結果」を判断し処方される。このような大きな問題が両者間で起こっている危険性を感じました。

入眠困難、中途覚醒や早朝覚醒といった睡眠に関する表現の曖昧さも、じつは問題です。

これを解決するには「睡眠日誌」がお勧めです（「睡眠日誌」で検索してみて下さい。無料ダウンロードできるサイトもあります）。

これによって処方がガラリと変わる事もあり得ますので、嘘偽りなく記入して主治医へ見せてみて下さいね。

◆8月。抗うつ薬半錠　処方。◆

この時期には手抜きの家事全般、子どもの簡単な宿題も見てあげられるようになりました。

人と会うようになると、嫌でも服装や髪型、化粧にも気を付けるようになります。

仕事の面接へ行くまえにまず「市民講座」や「地域の介護勉強会」などへ顔を出すようにしました。白衣の人をみる、医療業界の雰囲気、知らない人と話す事のリハビリ目的で、万が一、疲れたら途中退席出来るという気軽な講座です。

一気に仕事を始めるのではなく、人、モノ、環境、匂い、スピードに慣れる事も復職準備では大切だと思ったからです。精神科のお薬は、知らない人とペラペラ話せる魔法のお薬ではなく、「人と話す」事でしか解決出来ません。

だから「リハビリ期」は、このようにちょっと頑張る事も必要なのですね。

「職場でこんな事があって苦しい、落ち着くお薬をください」

「あの人からこんな事言われて、眠れないからもっと効くお薬ください」

そんな事を伝えたとします。もしも私のように10錠以上もお薬が増え、後にそれを批判したとしても医師や看護師は、もしかしたら、こう言うかもしれません。

「あなたが、お望みになったからです」と。

増薬は簡単ですが、たいていの先生方は減薬には慎重です。「様子をみる」という実に手軽で曖昧な表現。実際に数年単位で「様子を見ている」方々も知っていたので、医師が慎重すぎるが故に治療期間が延長されているとしたら、はじめから安易に増薬をしない事です。

やむを得ずそうなった時にも、家族同伴でもいいので医師からきちんと説明を聞いてください。


精神科の医師が言われる「焦らず、無理せず、ゆっくりと」は安静・休養の段階だけでよいと思っています。外科看護と同じ。

身体が長い睡眠を欲するときにはそれがいいし、私が復活出来たのも欲するままに休養したためです。しかし、そのままだと人生再起動するタイミングさえ逃しかねず、長すぎる休養は復職のチャンスさえ奪っていきかねないと考えました。

「復職」への不安は異常な不安ではありません。当然、正常な不安にはお薬は必要ないわけですね。


ところでそもそも「病気」って何なのでしょうか。フローレンス・ナイチンゲールはこのように述べています。

――まず、はじめに病気とは何かについて見方をはっきりさせよう。

すべての病気は、その経過のどの時期をとっても、程度の差こそあれ、その性質は回復過程であって、必ずしも苦痛をともなうものではないのである。

つまり病気とは、毒されたり衰えたりする過程を癒そうとする自然の努力の現われであり、それは何週間も何カ月も、時に何年も以前から気か付かれずに始まっていて、このように進んできた以前からの過程の、そのときどきの結果として現れたのが病気という現象なのである――。


これを「うつ」に当てはめてみると、私はこう思います。

バランスの悪い生活習慣からくる自律神経の乱れが、自分が気付かないうちに始まっていた。

発症のきっかけは単なるきっかけに過ぎず、大切な事に気が付かずに生きた結果として現れたものに過ぎない。

うつ症状は身体が健全な身体、健全な精神へ戻ろうとしている自己治癒力の表れである、と。

という事は必要量、必要期間以上も服薬する事は、人間の自然治癒力の妨げにもなりえると思うのです。

個人的意見ですが、本来必要のなかったものによって副作用に副作用を重ねてしまって、症状なのか副作用なのかワケが分からなくなっているのでないか、と。

「不定愁訴」を抱えた身体は、生活習慣を見直しなさい、自分軸へ戻りなさい、自分に素直に生きなさいって教えようとしています。

看護の母フローレンス・ナイチンゲールの言葉は、看護の在り方と共に「真の健康」の本質を突いていると思いました。これまで、私が国家資格の看護師として勉強してきた事は一体何だったのか、恥ずかしくもなります。

「だから、言ったじゃないの」、ナイチンゲールが言っているようでした。何度も何度も読み返し、そこにうつ回復の答えを見つけ出す事が出来たのでした。

看護の教科書に書いてあった「ＷＨＯ憲章、健康の定義」にも、このように示されています。

「健康とは肉体的、精神的及び社会的に完全に良好な状態であり、単に疾病がないとか虚弱でないという事ではない」

健康とはただ単にお薬を飲んでいない、病院にかかっていないという事ではありません。バランスです。心身不調は肉体的・精神的・社会的バランスの悪さを教えてくれているわけですね。

◇◇

9月。抗うつ薬半錠（翌月診察日までは自己判断で服用可の指示）。

平成26年9月1日。とうとう私の社会復帰の日がやってきました。緊張して早めに自宅を出ました。その日は、思い描いていた通りにやってきたのです。

「ロッカーに私の名前が書かれている、職員朝礼で私は新人紹介され、すこし緊張した顔でご挨拶。うわー、嬉しすぎて涙が出そう。オリエンテーションで先輩看護師の後ろについてメモメモ。

明るい待合室の感じ、しわ一つない白衣の感覚、受付の明るい挨拶、笑顔、駆血帯に注射アンプル…。すべてが嬉しい。またこの世界にカムバック出来た！」

何度も何度もイメージした、そのままの光景が私の目の前に広がったのです。

初日のロッカーで私は泣いていました。もう悲しみの涙ではなくうれし涙です。当然この感情は「躁転」では有りません。

新人なので覚える事は山ほどあります。先輩に言われた事が理解出来ず焦る事もあります、患者様の顔は皆同じに見えるし、先輩に検査の流れを説明されても一回じゃ到底理解出来ません。

ドキドキし、冷や汗もかきます。トイレへ行ってしまう回数も無駄に増えてしまうし、顔もひきつります。でもこれは「再発」ではないのです。

新人ならだれもが通る道。どんなベテラン看護師でも必ず新人時代があって、経験でしか乗り越えられない事や、時間しか解決出来ないものが世の中にはあるんだ。

その不安は慣れる事でしか消えないんだ。

「大丈夫、大丈夫」とわたしは、何度も何度も自分に言い聞かせるのでした。

うつの再発率が高い事は一般的に言われていますが、事実上は、これもどうなのか疑問が出ました。もしかしたら、それは「慣れ」「経験」「行動」で解決出来る事だったのではないか、と。仕事を始める事で睡眠に悪影響があったか、なかったか。結果としては「なかった」のです。環境変化に心がブレなかったのは復職へ向けた「自己流リハビリプログラム」と「基礎体力」と「質の良い睡眠」のおかげだと思います。

そのために辞めた事が一つあります。以前は大好きだった「アルコール」です。

まさに「車のるなら酒飲むな、薬の飲むなら酒飲むな」です。お酒は嗜好品なので私がとやかく言える事ではありませんが、本当に治したいのであれば服薬中は断酒が原則。せっかく服用するお薬の効果も、最大限発揮されないのは非常にもったいない事ですよね。

私は好きなお酒の瓶にこう記しました。

「通院卒業したら、これ飲んでヨシ！　絶対飲める日がくる！」って。治ったら祝杯をあげよう、感動の1杯はどんな味なのかは、想像するにとどめました。

その後、本当に一人こっそり祝杯をあげる事になるわけですが、あの夜の記念写真は今でも宝物です。

じつはお酒の力で眠ることは気絶している事と同じであり、胸やけ二日酔いの朝は、うつ症状と似た症状になってしまいます。

アルコールは「孤独」との関係性も否定出来ません。相談相手がいない、抱える事が多すぎて気絶したように眠りたい、これといったストレス解消方法がない、寂しい…といった具合でアルコールに頼り続ければ益々問題悪化。

お酒では何一つ解決出来る事はありませんね。不定愁訴の身体症状だったのが、アルコール依存症という物理的に身体的治療が必要な状況になってしまうわけです。

こうなってしまっては、当初の問題が一体何だったのか、もう訳が分からなくなります。健全な方法で心の安定を図っていく方がいいと、私は思います。

この頃は13時迄勤務し、子どもたちが帰宅するまでは洗濯物をたたみながらテレビを見たり、図書館の本を読んだりして「自分の時間」を過ごすようにしました。

午前中の緊張感をクールダウンです。

そうして毎日毎日その日の疲れを、その日のうちにリセットするように心がけました。天気が良ければ散歩へ出かけたり、近所のフリーマーケットへぶらぶらしたり、と。

お金をかけずひとりで楽しめる事を探していました。

◇10月。診察のみ。◇

9月中旬の受診時処方分の薬は、ほぼ服用する事なく、まちに待ったその日がやってきました。平成26年10月10日、

「後生川さん、今日で診察は最後にしましょう。本当によく頑張りましたね」

T先生は、はっきりとそう私に言いました。

その瞬間、すべてが「過去」となったのです。

先生は、「治る」といい続けてくださいました。これほどまでに「励まし」が心強いものだと思いませんでした。

「うつは励ましてはいけない」という激励禁忌神話説を、もし先生が信じておられたら、私は励ましもされずに、ここまで復活出来ていたのかは、正直分かりません。

症状消失後、再発防止を目的としてずっと予防的に服薬する必要もないと言われました。お薬というものは必要な時期に必要な量のみ。考えてみれば当然です。

副作用がないお薬などこの世にないのですから、主治医のこの適切な判断には今でも感謝しています。

何度も何度もこの日を夢見て、何度もイメージした通りに、私は先生と笑顔で握手をし、何度も通ったこの診察室を後にしたのでした。

パタン…ゆっくりとドアを閉めた瞬間、

「おわった…」

何とも言えない全身脱力感、その後に強烈な嬉しさがこみ上げてきます。その嬉しさを我慢するのに、もう必死。

廊下をスキップしそう、会計をさっさと済ませ、もう今日から薬局にも立ち寄らなくていいんだ！

病院の玄関を出ると、暖かな日差しが気持ちよく、秋風が私の辛く苦しい過去をすべて綺麗に拭い去ってくれているみたいでした。

一気にふきぬけた風とまぶしい太陽の光は、このさきの私の明るい人生を示してくれているようだったのです。

あの日、最後になるはずだった「朝日」と同じメッセージを感じました…。

「今日から　私の　第二の人生…」

そう心に決め、しっかりと歩きます。歩きながら母へ電話を掛けました。

「母さん、お世話になりました。今日で卒業だよ」

母は、「この日が必ず来ると信じていたよ」と言いました。

私がどれだけ、うつという荒波にのまれていても苦しみ泣いても、最後の最後まで母一人だけは、私に前向きな言葉だけを掛け続けてくれました。幼い時と変わらず、

「礼子なら出来るよ。礼子なら必ず這い上がれると信じていたよ」。

私の人生は母のこの一言に支えられて生きていると言って過言ではありません。命がけでおなかを痛め産み育て、守ってくれたたった一人の母親。

「私なんて、生まれてこなければ良かったんだ！」

苦しさ紛れにぶつけてしまった、この一言。親ならば、この一言を言われる辛さがどんなものか理解出来るはずなのに私は何度も何度も、何度もこの言葉を母に浴びせてしまいました。

それでもなお、母は私を信じてくれました。

「病気が一時的に、そうさせているんだから」
「その姿は本来の礼子ではなく、病気が治れば必ず礼子は礼子に戻るんだ」って。

「ありがとう、母さん……」

そのまま、熊本市街に向かって歩きます。昨年末からずっと賑やかな世界を避けてきたけど、やっと行きたかったジャズバーのドアを開けカウンターでグレープジュースを注文。今まで頑張った自分と新しい自分に一人ジュースで乾杯したのでした。どんな高級な飲み物より最高級においしかった！

涙が出そうになっても、もうそれはうれし涙。カウンターのマスターにばれないように、そっと涙をぬぐいました。
店全体にゆったりと流れるトランペットの音色。もう心地よくて、時間を忘れそう。
帰り道、百貨店のショーウィンドーに映った自分の姿。もう数カ月前の醜い姿ではありませんでした。心から願った姿がそこに現実に確かに、存在していたのです。

過食症も治り、気が付けば体重も標準の戻り大幅減量成功。冷え性だって、便秘や頭痛、肌荒れ等、私に染みついていた体の不調は消え去り、血液や細胞の躍動感が感じられます。

睡眠障害も消え、子どもたちを抱きしめて眠れるようになりました。夜中にトイレに起こされても、寝相の悪い足がいきなり飛んできても、大丈夫なくらいに。

その改善方法はシンプルすぎるほどにシンプルな方法だったのでした。

処方内容がこれだけならば軽い症状だったのか？　と思われる方もいるかもしれませんが、当然ながら沢山服用したら早く治るわけではないのです。

これまで述べた以上に、言葉や活字で表現する事が出来ないほどの恐ろしい症状に襲われました。編集や原稿量の都合上書けなかった事、まだまだたくさんありました。

私が最後まで薬に頼らなければならなかったのが「睡眠障害」。狂ってしまった自律神経を自然の状態に戻すのにこれだけの時間と労力がかかりました。

その代償は、本当に大きかったのです。

まさに「自業自得」としか言いようがありませんでした。

波のある精神状態のなかで、終始気を付けていた事は相談する「相手」です。

「いつも見てくれているんだし、言わなくても分かってくれるだろう」

そう人は思いがちですが、「言わなきゃわからない」のが事実です。うつ病は未だ偏見のあるもので、これからも多分そうでしょう。

「え…、うつ病？　精神科かかっているの？」

でも仕方がないのです。理解のない方に理解してもらおうとするそのエネルギーこそが無駄であり、自分がせっかく充電したそのエネルギーは、どうか自分の健康回復のために使ってください。もし相手が離れていくなら、残念ながらそれだけの関係性だったという事なのですから、執着し追いかけたらなお苦しくなるだけです。

私にも実は絶縁した方々がいます。うつ病患者らしくあれと枠に収めたがる人。希望をもち前へ進み始めると、そこに新たな病名を付けたがる人もいます。

治療中に2万円お金を使った事に「それは躁状態、あなたは双極性障害でしょう」といった医師もいました。

「じゃ、先生。19999円ならいいのですか？」と今なら猛反論したいところですが、この診断名の付け方は、私にはまったく理解できません。

「うつ病って治らないらしいよ。ネットに書いてあったから」

そういって、ネット社会でしかコミュニケーションが取れない知人（うつ治療中）からは一緒に死のうと誘われました。眠れないから話を聴いてと夜中に電話を掛けてくる非常識な方もいましたね。もう訳が分かりませんでした。

治りたいと一抜けするために頑張る人、信念や思想をもち行動を起こす人、そういう発言をする人を精神異常とみなし、タブー視する人とは交わらない方がいいと思います。

特にうつを抜けたすぐの方は、です。残念ながらそれで再発してしまう方々も見てきました。

世の中いろいろな方がいます。良いところは教師に、嫌なところは反面教師にすれば自然と全ての方に「勉強させていただき有難いです」という感謝の気持ちさえ芽生えてきますね。何度も言うように、感謝の気持ちこそが、うつ回復の一歩ですからね。

だから「相談する相手」は非常に大切だと感じています。

◇11月。もどった日常と、その後。◇

克服後は、わが家は何事もなかったかのように平和な日常に戻りました。ただ一つ変わった事。それは私が心から笑っている、という事。夕方、子どもたちが大きな声で帰宅します

「ただいまー！　ママー　お腹すいたー！」

元気よく玄関から　帰ってくる子どもたち。相変わらず脱いだ靴はあっち行ったりこっち行ったり…。どこから取ってきたのか、虫をポケットに入れて私をビックリさせようとします。

朝は白かったシャツも　夕方には習字の墨で黒くなっているし…。

「あーあ…。ま、いっか。おかえり。学校どうだった？」

と笑いながら、一緒におやつを食べるゆっくりとした時間。心から幸せを感じます。

その冬は特別な事は行っておらず、これまでお話してきた事を「継続」する事を心掛けていました。習慣化して崩れたものは「ゆるく習慣化」するしか方法はありません。

体質改善出来た事から、外来で感染性胃腸炎やインフルエンザの患者様対応をしても風邪一つ引くこともなく乗り越えました。

しかしパートから帰宅して、縁側でお洗濯ものをたたみながらも、ふと思い出すのです。

精神科外来で暗い顔で下を向いて順番待ちをしていた人たち。

診察室から支えられ、泣きながら出てきたあの人たち。

初めて服用する精神科のお薬について説明を受け落ち込んでいたあの人たちの事を…。

感謝の日々、平和な日常。私は何不自由ない。

でも私が、一度足を踏み入れてしまった「うつの世界」。


田んぼ道を散歩しながらも、思うのです。

私は本当に薬さえ飲めば治る「脳の病気」だったのか。

焦らず休むだけで治る「脳の病気」だったのか。


その答えに気が付いてしまった私は、お気楽に今日もお散歩していていいのか…。

うつになれば人間不信や社会不信、自己否定感と他人への依存心等の感情が濁流の様に溢れます。

「あなたを信じていたのに」

「もっとこうして欲しいのに！」

という患者側の精神科医療への過大評価。医師や看護師やカウンセラー任せの生き方は最終的に支援者側へ猛烈な批判をも招きかねません。

当初の私自身がそうだったように。あの当時の私のように藁をもすがる思いで支援者へ頼ってみても、自分が思うような結果が出ない事で、やり場のない怒りを覚えていたのも事実です。しかし、支援者もその想いになんとか答えようと一生懸命向き合おうとするがゆえに疲弊していく数々の現実。綺麗ごとでは語れない部分があまりに沢山あります。

「なにか　伝えたい」

洗濯ものをたたみながらも、その気持ちは、増すばかりだったのでした。
うつを乗り越えて、笑顔で生きている人がいたら見てみたい！　って、血眼になって一生懸命に探していたあの頃を思い出しました。

本当にこの地獄を抜け出した人が本当に存在するのか。
その人は、いったいどうやって抜け出したのか。
そしてその人は、いまどうしているのか。
うつの先に明るい未来はあるのか。

自分が「その人」になれたとしたら。
もしかしたら生きる選択をしてくれるかもしれない。
私と同じ方法で、治ってくれるかもしれない。
だから、すべてを書く事にしました。

この本の題名を付けるにあたり、一部の専門家の方々には「治るなんて言って、患者に余計な期待をさせるな、混乱させるな」と思っている方もいらっしゃるかもしれません。
しかし、自分の正直な心は本編に書かせていただいた通りです。

◇平成28年、1月。起業◇

本を出版する事でカミングアウトしたときは、テレビや新聞にも取り上げられ大きな反響をいただきました。

「実はね、私もね」

って、こっそり治療していた過去を教えてくれた方は数知れず、ほんとうに驚きました。

だって、みんな元気だからです。でも社会には未だ偏見が根強くあり、腫物を触るように扱い、発言を許さない傾向があるように感じています。

「乗り越えた人」たちの多くは、それぞれ治し方も知っています。

医師も知らない貴重な情報を一人一人持っているのに、それを公表出来ない事は、本当にもったいないと私は感じています。

しかし、間もなく人生折り返し地点がくる私の人生にも色々と起こりうる事でしょう、明日も生きているかなんて分かりません。

私はふつうの人間なので病気や怪我もバカもすると思います。でもそれは仕方がありませんよね。長い人生においては、上手に悩み、冷静に臨機応変に生きていくしかないと思うのです、私も、あなた自身も。

だってそれが人生というものではないでしょうか。

「通院代で精いっぱいです、働けずお金もないんです。そんなに人助けしたいなら無料でやったら？」

「あなたは、私のうつ病を本当に治してくれるの？」

「所詮、民間のカウンセラーでしょ」…。

など匿名の心ない言葉を言われた事もありました。仕方がありません、そう言いたくなるくらい悔しいし、社会へ対してぶつけようのない怒り、鉛のような身体、苦しい感情も理解出来るから。残念ですが、それが病気の仕業だったりもするのです。


とはいえ、うつ病とうつ病ではない方の見極めが出来る専門的視点を持っていた事で、多くのケースを冷静に対処出来た事は感謝すべきことでした。

「負のエネルギーを受けすぎて疲れませんか？」、と再発を心配してくださる方々もいました。私が自信をもって言える事があるとすれば看護師臨床経験です。自己犠牲の看護観では誰も救えない事も、ナイチンゲール関連の書籍などで学びました。

そして、私に学びの機会と多大なる成長機会を与えて下さったすべての方々のおかげです。


今後どれだけネット社会で便利な世の中になったとしてもメンタルヘルス問題については、

感情のある人間対人間。ストレス社会に比例しカウンセラー職に夢と希望を抱いて目指す方も益々増え続けます。

いま、ここで一つ言えるとしたらカウンセリングは決して「癒し系」では有りません。私のように胆力に自信があるカウンセラーであっても心が折れそうになる事ぐらいあります。

覚悟をもって望まなければいけない仕事だと、心から思います。

本書執筆の数カ月前、母親が突然倒れました。

早々に手術をうけ一命は取り留めたのですが、術後せん妄で視点が定まらないままベッドの上で四肢抑制帯に縛られながらも、こう言ったのです。

「死んでたまるか…」

死んでしまうかもしれないけど生きたい！　という強烈な生命体の塊。うつは逆です。生きているのに死んでしまった方がいい、と考えてしまう事がある。

生きたくても生きられないかもしれない人、生きているのに死んでしまった方がいいと思っている人…

様々な死生観の方々と真正面から向き合ってみて改めて感じた事があるのです。皆さんの共通の想い。

「健康でありたい」という事。

うつ病は誰でもなってしまう可能性があって支援者側も決して他人事ではないのです。あなたではなくあなたの隣で笑っている、大切なその人かもしれません。

私が看護師という事もあってか「うつ病の看護師たち」からも数多くのご相談を受けました。中には、才能と華麗なキャリアを捨ててしまったナイチンゲールたちもいました。

ほんとうに残念でなりません。

通い続ける時間、治療時間調整の労力、支払い続ける医療費。仕事に支障が出れば失うキャリアや人脈もあるかもしれません。

再就職の履歴書に空白欄があれば確実に面接官から問われます。風邪薬やサプリメントでさえも簡単に服用できませんので専門家へ飲み合わせの確認が必要になります。

長引けば長引くほど「これって本当に治るんだろうか?」という漠然とした疑心暗鬼にもなり得るのです。

1作目の『あなたのうつ絶対克服できます』の出版後、私の人生は激変しました。

この3年間は「うつ克服専門カウンセラー」として、「うつになってしまった方々」と向き合い、私なりに全力で取り組んでまいりました。

自分の実体験も含めると丸5年間。医療者として、当事者として、支援者として、書く事話す事全てが、「うつ病」と共に歩んできた5年間だった気がしています。

カウンセリングとして、実際に治る方々を見守りながら、うつ克服の方法にも気づき、その法則性に確信を得る事にもなりました。

自分が生きている間に、後世に残したい事、誰にでも再現できるノウハウの確立。当然、そこには価値観や死生観、背景など様々な要因が関わってくるわけですが。

これからの時代や社会において、うつ病になる人が一人でも減るためにも、なにかを残す事が、生かされた私の使命なのではと考えています。

◇あとがきにかえて　これからの自分◇

「うつ病になって　本当に良かった」

今でもその気持ちに嘘偽りはなく、カミングアウトをした事は一ミリも後悔していません。一度きりの人生をうつという魔物に狂わされそうになってしまった一人の人間の事例が、うつ蔓延社会に何か一石を投じる事が出来るならば、そして解決方法を模索している方々の少しでもヒントになればとの思いでこの1冊に全てを込めました。当然、これらはイチ患者のイチ事例に過ぎません。

「ここで死ぬのか、それとも変わるのか」

ほんとうに、私にとってあの日の選択は大差はありませんでした。しかし、「変わる覚悟を決めた時」から何かが、ゆっくりと運命に導かれるように動き出したような気がしています。

平成27年年末の初版に綴られた言葉は、まさにうつ克服直後の私の言葉。何をどう考え、あの回復過程をたどったのか、支援者となった私の評価考察を加えて編集したのが今回の本となりました。

とはいえ、原稿を書きながらあの状況を表現する難しさも感じました。今でも、当てはまる言葉が見つからないという状況です。文面的には一直線のように感じられるかもしれませんが、螺旋状態の行きつ戻りつの試行錯誤だったのでした。

当時の記憶が一部途切れてしまっている事、当時を書けば書くほどにタイムスリップしたように苦しくなったのも事実。もう「うつ」だけに留まるな、詰まる胸の痛みが私に教えてくれているかのようでした。

これまで実際に結果の出せないカウンセリングに自信をなくしたり、クライアントからクレームが来たり、自分自身のメンタルヘルス管理が出来ずに廃業していく同業者も見てきました。医療者自身のメンタルヘルス管理についても、いろいろと思うところはありますが、なかなか理想論ばかり述べてはいられない厳しい部分もある事も知っています。

対人援助職として心の病を抱えた方々とどう向き合うか、そして支援者としても自己管理能力が大いに問われてくる時代になるでしょう。

読者の皆様へ、このリアルな経験と結果に導く視点、知識が少しでもお役に立てるとすれば嬉しい限りです。と同時に、実際にうつ克服された方々がもっとリアルな声をあげてくださったら、うつ蔓延社会の何かが変わっていくと思うのです。

そのような方々が今後、勇気を出して一歩前へ出てきて下さることを願いつつ…。

そろそろ私も、次へ進みたいと思っております。

うつ克服カウンセリングはもちろん継続します。しかし病気が私に教えてくれた「自分の気持ちに素直になる」という事も大切にしたいと思っています。

最後に感謝の言葉をお伝えしたい方をご紹介します。

私の治療当時、私に向き合い、生きることを教えてくださった熊本のＩ先生とＴ先生。

私の体験と拙い原稿をお読みいただき、さらに今後の活動に理解をいただき、出版を決めてくださったごま書房新社の池田雅行社長とご推奨いただいた奥様に感謝いたします。

私の起業後の後押しをしてくださり、その後も、精神医学やメンタルヘルスについて御指導頂いております獨協医科大学埼玉医療センターこころの診療科教授　井原裕先生。見も知らない人間からの突然の電話にもかかわらず、井原先生は誠実に対応してくださいました。この時の、感謝と感動を私は生涯忘れません。まさに、天の導きでした。

井原先生、これからもご指導をお願いいたします。

そしてもうひと方。

どうしてもお逢いしたかった方とお逢いする事が出来たのです。ナイチンゲール思想を広め、日本の看護界発展の第一人者でいらっしゃる、ナイチンゲール看護研究所の金井一薫先生、そのひとです。

直接お話を伺う事が出来、今後の自分の活動にたくさんの知識や勇気を得ることが出来ました。この場をお借りしてこころより感謝申し上げます。

辛い時期を必死に支えてくれた夫、３人の愛おしい子どもたち。そばでいつも見守ってくれたお義父さんお義母さん。優しく接してくれた父さん、心から感謝の気持ちを伝えたいです。そして母さん。

私を産んでくれて有難う。

あなたの娘に生まれて、生きて本当に良かった。

言葉には出さずとも見守ってくださる方々、そして共に進む仲間たち、大切なみんなに心から感謝しています。

後生川　礼子

【参考文献】

『ナイチンゲールの看護覚え書』金井一薫　著　西東社2014年

『看護覚え書（改訳第6版）』フロレンス・ナイチンゲール　著
訳　薄井担子　現代社　2000年

『うつの常識、じつは非常識』井原　裕　著　ディスカヴァー・トゥエンティワン　2016年

『生活習慣病としてのうつ病』井原　裕　著　弘文堂　2013年

<著者プロフィール>

後生川 礼子（ごしょうがわ れいこ）

看護師。うつ克服専門カウンセラー。1978年熊本県生まれ、3児の母。

現役看護師の時に些細なことがキッカケとなりうつ病を発症するも、薬に依存しない方法で試行錯誤し1年も経たずして重度のうつ病を克服する。その体験から、「当事者目線」で、「こうあったらいいな」を形にすべく前例のない形で起業し、独自のサポート体制を確立している。活動範囲は熊本にとどまらず全国各地に及ぶ。特に関東地方の読者から多くの要望があり、「東京訪問カウンセリング」も開設し毎月実施中。

健康になりたいという心を最大限にサポート。薬に依存させないセルフケア方法を一緒に考えて、カウンセリングの最後には、「うつになって良かった」と笑顔での卒業を目指す。「本音で本気で」をモットーに相談者と誠実に向き合っている。

また公的機関や病院、企業での講演会、トークショーなど、本業のカウンセリングにとどまらず多方面で活動中。テーマは「うつ病」だけではなくワークライフバランスや、うつ病予防、子育てママ起業など様々。

著書に、

『あなたのうつ絶対克服できます!』『次にうつ克服するのはあなたの番です!』『あなたは本当にうつ?』『うつの常識を疑ってみよう』（ごま書房新社刊）がある。

著者ホームページ　URL:http://gosyougawa.com/
または「後生川礼子」で検索。

《改訂新版》
あなたのうつ　絶対克服できます!

著　者	後生川 礼子
発行者	池田 雅行
発行所	株式会社 ごま書房新社 〒101-0031 東京都千代田区東神田 1-5-5 マルキビル 7F TEL 03-3865-8641（代） FAX 03-3865-8643
カバーデザイン	（株）オセロ 大谷 治之
DTP	ビーイング 田中 敏子
印刷・製本	精文堂印刷株式会社

ISBN978-4-341-08721-0 C0047